U0385850

"十三五"国家重点出版物出版规划项目

诺贝尔经济学奖获得者丛书
Library of Nobel Laureates in Economic Sciences

# 国民健康与社会繁荣
## 1700—2100年的
## 欧洲、美国和发展中国家

## The Escape from Hunger
## and Premature Death
### 1700-2100: Europe, America, and the Third World

罗伯特·威廉·福格尔（Robert William Fogel） 著

郭海儒 江 鹏 满舰远 译

中国人民大学出版社
·北京·

致

**托尼·里格利（Tony Wrigley）爵士**

并为了纪念盖尔·约翰逊（Gale Johnson）博士和彼得·拉斯莱特（Peter Laslett）博士，他们的著作极大地影响了本书讨论的很多问题的研究方法。

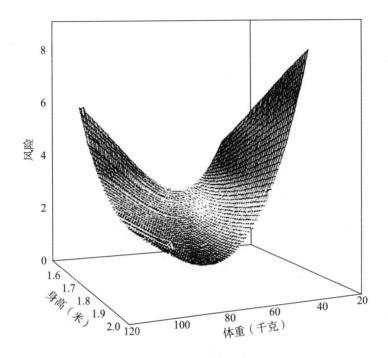

这种被称作"瓦勒尔面"的三维图形说明了人的身高、体重如何与营养不良、死亡率的风险相联系,其性质和用途将在第二章中用不太专业的术语进行阐述。"瓦勒尔面"由汉斯·瓦勒尔(Hans Waaler,在奥斯陆国家公共卫生研究院工作)于 1984 年首次提出,并在二十世纪八十年代末和九十年代初由约翰·金(John Kim,在芝加哥大学人口经济研究中心工作)在其撰写或出版的各种文章中使用,最后由格里高利·阿布拉莫夫(Grigoriy Abramov,在芝加哥大学人口经济研究中心工作)建构起来。

# 目　录

# 插图目录

# 列表目录

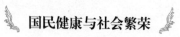

# 前　言

本书的文前插图展现了人体生理和寿命之间的数量关系。它形象地表明，在过去的 300 多年里，人们的健康状况有了极大的改善，并且社会财富快速增加。同时，人们对环境的掌控，对作为控制基础的科学、工业、生物医学和文化革新的控制，都有了大幅度的提高。

这些进步被"技术生理演变"（technophysio evolution）一词恰当地描述出来，该词就是为描写自 1700 年以来人类社会独一无二的进步特性而发明出来的。在过去三个多世纪里，美国人和日本人的平均收入增长了 50 倍，西欧主要国家的人均收入也有了可以与之相提并论的增长。这些国家的民众极大地改善了他们的健康状况，他们的人均寿命至少延长了一倍以上。

技术生理演变及其影响是本书关注的核心主题。该术语描述了生产技术进步与人类生理学进步之间的复杂的相互影响，这种相互影响是协同作用的，意味着总效应比其各部分的简单加总要更大。技术进步和生理改善之间的这种相互作用产生了一种不仅是人类所特有的演变形式，而且也是 7 000年来或者世代居住在地球上的人类所特有的进化形式。虽然这一过程只是在人类最近的 10 代人身上体现出来，但这一演化进程目前仍在继续。技术生理演变可能会在二十一世纪不仅加速进行，而且对世界贫穷国家产生比迄今为止深远得多的影响。

本书是以 1996 年 11 月我在剑桥大学做的麦克阿瑟讲座课件为基础，在那些讲义里，我试图总结过去三个多世纪以来有关生产技术进步和人体生理发展之间协同作用的研究成果。我也试图将这项研究置于生物人口统计学革命的背景下，包括历史人口统计学，它于第二次世界大战后迅速兴起，并一直延续至今。

本书与麦克阿瑟讲座课件内容有两方面的不同。首先，我省略了纯专业技术的那部分内容，没有将研究的重点放在衡量各种因素对营养、健康和长寿的贡献度方面。这些问题有的在第二章和第三章中讨论了，采用的是可以让一般读者都能容易理解的方式。其次，我还增加了两章内容。

第四章讨论了富国与穷国在医疗保健融资与退休带来的延年益寿和医疗保健服务需求的快速增长之间的危机问题。在这个关键点上，我对关于生物技术进步是否会挽救现行的国家医疗保健系统的争论做了评述，其中有很多医疗保健系统正处于破产的边缘。

第五章考察了很多国家内部和国际上关于医疗保健系统公平性的例子及其争论。第二次世界大战后，许多国家马上试图建立国家医疗服务体系，以便为每个人提供完全的医疗保健服务。最近，公共机构已将它们的重点转向保障"基本的"医疗保健需求方面。该章评析了"全民医疗保健"和"基本医疗保健"这两个概念的区别，与此同时，关于在医疗保健服务中私人和政府混合体的最佳组合点的争论也在继续。并且该章还探讨了日益依赖私营部门带来的维护公平问题。

无论是富国还是穷国，医疗保健在国民收入中所占的份额都在不断增加。这种现象已经引起政府官员和一些学界专家的担忧。实际上，没有必要过于担心，因为医疗保健消费支出的增加主要是受大众需求的驱动。在接下来的章节，我认为医疗保健业是二十一世纪的增长型产业。正如二十世纪上半叶电气化带动经济增长一样，医疗保健业的发展将拉动对高科技产品、技术人员和新技术的需求，进而带动经济增长。但为了充分发挥其增长潜力，必须对医疗保健融资体系中存在的某些不适应当前需求的方面进行改革。

# 致　谢

我要感谢托尼·里格利爵士，他邀请我出席麦克阿瑟讲座的有关活动，并且他也影响着我二十世纪六十年代以来的研究工作。

西蒙·库兹涅茨（Simon Kuznets）能够担任研究生院的首席教师，那是我的幸运。他向我提出了许多令人兴奋的问题，这些问题涉及人口增长与经济增长之间的相互关系。

我在本书中叙述的大部分内容均来自题为"晚期工作水平、疾病和死亡的早期指标"这一计划项目的合作者们的调查成果。这些合作者包括多拉·L. 科斯塔（Dora L. Costa）、马修·E. 卡恩（Matthew E. Kahn）、丘里希·李（Chulhee Lee）、路易斯·L. 阮文（Louis L. Nguyen）、克莱恩·L. 波普（Clayne L. Pope）、欧文·H. 罗森堡（Irwin H. Rosenberg）、内文·S. 斯科林肖（Nevin S. Scrimshaw）、陈桑（Chen Song）、沃纳·特罗斯肯（Werner Troesken）、斯文·E. 威尔逊（Sven E. Wilson）、彼得·D. 布兰克（Peter D. Blanck）、克里斯蒂娜·K. 卡塞尔（Christine K. Cassel）、约

5

翰娜·T. 德怀尔（Johanna T. Dwyer）、雅各布·J. 费尔德曼（Jacob J. Feldman）、约瑟夫·P. 费里（Joseph P. Ferrie）、罗德里克·弗拉德（Roderick Floud）、李光善（Kwang-sun Lee）、罗伯特·米滕多夫（Robert Mittendorf）、阿维瓦·S. 马斯特（Aviva S. Must）、艾拉·M. 拉科恩（Ira M. Rutkow）、詹姆斯·M. 坦纳（James M. Tanner）、詹姆斯·特拉塞尔（James Trussell），以及拉里·T. 威默（Larry T. Wimmer）。

本书的研究得到了国家老龄研究所（National Institute on Aging）、国家科学基金会（National Science Foundation）、沃尔格林基金会（Walgreen Foundation）、国家经济调查局（National Bureau of Economic Research）和芝加哥大学（University of Chicago）的资助。

我非常感谢杰西·奥苏贝尔（Jesse Ausubel）、伯纳德·哈里斯（Bernard Harris）和保罗·瓦格纳（Paul Waggoner），他们仔细阅读了最后阶段的书稿，并提出了很多有价值的建议。

我要感谢一些出版公司及个人，他们同意我复印各种图表，并允许再版我自己或和他人合作撰写的部分内容。在此我先要感谢约翰·金（John Kim），他同意我从他的博士学位论文中转载图 5.1 和图 5.2，同时还要感谢芝加哥大学出版社，它允许我重印科斯塔（Costa）和斯特科尔（Steckel）于 1997 年绘制的图 2.3 和图 2.4。第四章的大部分内容最早见于罗伯特·W. 福格尔（Robert W. Fogel）的文章《人口老龄化的经济和社会结构》，载于《伦敦皇家学会哲学集刊》第二卷第 352（1997）期第 1905～1917 页。第四章有关"中国及其他第三世界国家的医疗保健开支预测"的部分，是对罗伯特·W. 福格尔撰写的文章《经济合作与发展组织国家和中国医疗保健需求的预测》的第 7～10 页进行修改而成的，该文发表在西方国际经济协会主办的《当代经济政策》（*Contemporary Economic Policy*）第 21 期（2003）第 1～10 页。第五章摘自罗伯特·W. 福格尔和丘里希·李的文章《谁是医疗保险的受益者?》，该文载于《代达罗斯》（*Daedalus*）第 131 期第 1 册（2002）第 107～117 页。在这里，我也要感谢丘里希·李，他允许我在本书中使用与他合写文章中的那部分内容。附录部分内容最初见于罗伯特·W. 福格尔发表在《历史方法》（*Historical Methods*）第 26 期（1993）第 5～43 页的文章《营养状况、健康、死亡率和衰老过程中世俗趋势研究的新来源和新技术》中的第 34 页图 3；其中的注释主要由约翰·金提供。表 A2 和表 A3 发表在上述同一篇文章中，是由约翰·金计算的。

凯瑟琳·A. 查维尼（Katherine A. Chavigny）和苏珊·E. 琼斯（Susan E. Jones）带头为这些讲义的编辑工作付出了甚多，不仅提出了关于格式修改的许多建议，而且还做了大量引证工作。凯瑟琳·J. 哈默顿（Katharine J. Hamerton）也参与了本书的编辑。鲁姆·尼约基（Ruma Niyogi）负责整理专业术语表和人物履历表。各类草稿的打印是由玛丽莲·库帕斯密（Marilyn Coopersmith）、卡伦·布洛布斯特（Karen Brobst）和帕特·麦金斯-莫罗（Pat Mackins-Morrow）等人协助完成的。

# 第一章　1900 年前被苦难笼罩的欧美

无论是对世界上的富国，还是发展中国家，二十世纪都见证了人类生存状况的显著改善。尽管很多方面都得到了改善，但最引人注目的是人均寿命的延长。自 1900 年以来，英国、法国和美国的人均寿命提高了 30 年左右，甚至像印度、中国和日本等这些国家的人均寿命也有了相等或者更大的提高。在这些国家中，人均寿命的增长速度几乎比经济合作与发展组织（OECD）国家的人均寿命增速快了两倍（见表 1.1）。

表 1.1　七国 1725—2100 年出生人口（男女合计）预期寿命　单位：岁

| 年份 | 1725 | 1750 | 1800 | 1850 | 1900 | 1950 | 1990 | 2050? | 2100? |
|------|------|------|------|------|------|------|------|-------|-------|
| 英国 | 32 | 37 | 36 | 40 | 48 | 69 | 76 | | |
| 法国 | | 26 | 33 | 42 | 46 | 67 | 77 | | |
| 美国 | 50 | 51 | 56 | 43 | 48 | 68 | 76 | (87) | (98) |

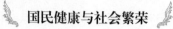

续前表

| 年份 | 1725 | 1750 | 1800 | 1850 | 1900 | 1950 | 1990 | 2050? | 2100? |
|------|------|------|------|------|------|------|------|-------|-------|
| 埃及 |      |      |      |      |      | 42   | 60   |       |       |
| 印度 |      |      |      |      | 27   | 39   | 59   |       |       |
| 中国 |      |      |      |      |      | 41   | 70   |       |       |
| 日本 |      |      |      |      |      | 61   | 79   |       |       |

资料来源：英国 1725—1850 年的数据：Wrigley and Schofield 1981；英国 1900 年的数据：Case et al. 1962 中 1896—1905 年的图的平均值。法国 1750 年的数据：根据 Blayo 1975a，p. 140 中 1740—1749 年的表 13 和表 14 计算得出；法国 1800 年、1850 年、1900 年的数据：Bourgeois-Pichat 1965，pp. 504–5（针对 1805—1807 年、1850—1852 年、1900—1902 年的图）。美国 1725—1850 年的数据：Fogel 1986，p. 511（只有男性；使用 Coale and Demeny 1966 中西方国家的生命表移至 $e_0^0$）；美国 1900 年的数据：Bell，Wade，and Goss 1992。印度 1900 年的数据：Carr-Saunders 1964（1931 年的图）。所有国家 1950 年的数据：Keyfitz and Flieger 1990；所有国家 1990 年的数据：World Bank 1990，1992。2050 年和 2100 年数据是基于 Oeppen and Vaupel 2002 的分析对这些年所做的预测。

　　是什么导致了人均寿命出人意料的延长？这是二十世纪以来社会科学和生物医学最有思想的一些人一直在思考的问题，也是本书各章节探讨的核心问题。直到第一次世界大战后，探求对死亡率持续下降的解释才开始出现，因为在此之前人们还不能确定是否存在这一下降趋势。在官方统计的前四个英国社会生活表中，没有证据表明，死亡率在 1831—1880 年间是呈下降趋势的。虽然在所列的第五和第六个英国社会生活表中，十九世纪八十年代至九十年代的人均寿命已经显著提高了，但是没有流行病学家或人口统计学家意识到英国从 1725 年开始就已经处在死亡率持续下降之中，在二十世纪末之前出生的人口人均寿命甚至提高了一倍以上。在十九世纪的最后 10 年和二十世纪初期，关注的焦点并不在总死亡率的小幅下降上，而是集中在城乡地区、低收入地区与高收入地区，以及不同国家之间存在的总死亡率持续的巨大差异上。[①]

然而，1900—1920 年间，上述地区人均寿命的提高如此之大，以至明摆着的事实是，这些变化并不只是随机扰动或周期性现象。在斯堪的纳维亚国家、法国和其他欧洲国家的记载中，相似的下降表明，包括加拿大和美国在内的西方国家所达到的人类存活水平远远超出了以往的经验，也远远超过了世界其他地方。[②]

解释死亡率持续下降问题的动力促使研究工作朝着以下三个方向展开。最初，大部分工作主要围绕构建出生率和死亡率的时序关系进行，尽可能地往前追溯时间，以便确定死亡率开始下降的确切时间。接着，随着死亡率数据越来越容易得到，分析研究的目的进一步拓宽，不仅为了确定那些可以解释下降现象的因素，而且也为了建立能预测未来死亡进程的模型及规律。

稍后，研究者们把大量精力放在确定粮食供应与死

---

① Mitchison 1977；Dublin, Lotka, and Spiegelman 1949；Ashby 1915.

② Dublin, Lotka, and Spiegelman 1949；United Nations 1953；Stolnitz 1955，1956；Case et al. 1962.

亡率之间的关系方面。在两次世界大战之间的岁月里，新兴的营养学集中研究了一系列与特定的营养匮乏有关的疾病。1992 年，终于搞清楚了导致佝偻病的原因是维生素 D 的短缺。1993 年，证实了维生素 $B_1$（又称"硫胺素"）缺乏是脚气病的罪魁祸首。等到了 1937 年，烟酸（属维生素 $B_3$）不足导致糙皮病也为世人所知晓。[1]尽管基础代谢所需的能量（在身体完全静止时，为维持生命有机体所需的能量）在二十世纪之交就已经量化出来了，但直到第二次世界大战之后，人们才开始计算特定活动所需要的热量。在第二次世界大战后的 30 年时间里，营养科学的研究与生理学上的一批最新发现逐渐融合起来，证明了营养状况与传染病之间存在着前所未闻的协同关系，也激励着一系列后续的研究并一直持续到现在。这些研究主要围绕营养实际影响人体每一个重要器官系统的众多复杂路径展开。[2]

　　第二次世界大战之后，在研发死亡率时序方面的努力也取得了重大进展。在高速计算机的带动下，法国和

---

　　① 伯纳德·哈里斯（私下交流）指出，两次世界大战期间的营养研究聚焦在与特定膳食性缺乏相关的疾病，曾证实普遍营养不足会导致低于最佳健康状态。例如，约翰·博伊德·奥尔曾评论说，尽管营养不良可能不会以饥饿或饮食疾病为标志，但伴随而来的健康水平将低于"完全充足"的饮食所能带来的"完美"健康（Orr，1936，p. 36）。

　　② Scrimshaw, Taylor, and Gordon 1968. 营养和感染之间的协同效应将在第三章进一步讨论。

英国的历史人口统计学家研发了来自宗教洗礼和葬礼记录中的新的死亡率时间序列，进而可以追溯到 1541 年英国和 1740 年法国的死亡率变化情况。①

在二十世纪七十年代和八十年代，人们也得到了另外两个重要的数据来源，其中一个是粮食供应概数，这是自工业革命开始以来法国在发展过程中努力重建经济增长模式留下的副产品。这些农业账户一旦建立起来，就能通过"国民食品平衡表"这种方式转变为可供人们消费的热量和其他营养物质的产量概数。在法国，这样的概数从 1785 年直到现在，或多或少以 10 年为期一般都可以得到。在英国，复建食物供应量增长情况的任务更为艰巨，但从 1700 年至 1850 年以半个世纪为期以及在二十世纪的大部分时间里以 10 年为期的食物供应概数现在都能得到了。②

另一组最近的时序涉及体格或身体结构数据，包括身高、体重和其他人体（身体）测度。系统的身高信息记录最初是现代军队发展的特征，早在十八世纪初的瑞典、挪威，以及十八世纪中期的英国及其殖民地，如北美殖民地，测量新兵的身高就开始采用这种方法。直到十九世纪六十年代晚期台秤设备发展之后，体重测量才

① Flinn 1974；Gille 1949；Bourgeois-Pichat 1965；Henry 1965. Compare Utterström 1965.

② Toutain 1971；Grantham 1993；Oddy 1990；Shammas 1990；Holderness 1989；Allen 1994；Fogel, Floud, and Harris, n. d.

在军队中广泛流行起来。然而，追溯到十九世纪初，存在的还是零碎的体重样本。在二十世纪六十年代和七十年代，由于认识到体格尺寸是健康和死亡率的重要指标，经济和社会历史学家才开始系统恢复这些数据信息，并寻求解释死亡率持续下降的问题。[1]

这些丰富的新数据来源弥补了较老的经济时序数据，特别是那些关于实际工资（开始构建于十九世纪晚期）和实际国民收入（主要是在 1930—1960 年间为经济合作与发展组织国家构建的）的数据。这些新的人类福利的信息来源，连同营养科学、生理学、人口统计学和经济学的发展，共同形成了这些章节的背景。然而，在我自己开始对这方面证据进行分析和解释之前，我想先总结一下关于死亡率持续下降原因的思想演变历程。

从二十世纪三十年代末到二十世纪六十年代末，人们在解释长期趋势方面达成了共识。1953 年，联合国发表的一项研究将死亡率的长期下降归因于人类的四大进步：（1）公共卫生的改革；（2）医学知识和实践的进步；（3）个人卫生的改善；（4）收入和生活水平的提高。1973 年，联合国发表的一项新研究又增加了"自然因素"，比如将病原体毒性的下降作为一个补充的解释。[2]

---

[1] Scrimshaw and Gordon 1968；Fogel 1993.
[2] United Nations 1953，1973.

从 1955 年到二十世纪八十年代中期，托马斯·麦基翁（Thomas McKeown）开辟了努力探究死亡率持续下降的新阶段，他在发表的一系列论文和出版的著作中，挑战了以前提出的导致第一波死亡率下降的大多数影响因素的重要性。他特别怀疑形成共识的那些方面，即那些主要聚焦于医疗技术和公共卫生改革方面的解释。在那些支持共识观点的人看来，麦基翁换用了营养改良之说，但他忽视了感染和营养之间的协同作用，由此导致未能对饮食和可用于细胞生长的营养素做出区分。麦基翁没有直接提出他自己的营养学理由，而是主要通过否定其他主要解释后剩下的理由。麦基翁的观点引起的争论一直持续到二十世纪八十年代初期。[①] 然而，在二十世纪七十年代和八十年代，争论一直激烈进行，主要围绕消除死亡危险期是不是第一波死亡率下降的主要原因，这段时间从大约 1725 年开始，至 1825 年结束。

最早在 1946 年，琼·梅弗雷特（Jean Meuvret）首先对死亡危险期及其与饥荒的可能联系进行了系统的研究。在广泛使用教区记录开展地方研究的基础上，这项研究在法国和其他众多国家继续向前推进。到二十世纪

---

① McKeown 1976，1978；Meeker 172；Higgs 1973，1979；Langer 1975；Kunitz 1986；Lee 1980，1984；Winter 1982；Perrenoud 1984；Fridlizius 1979，1984；Livi-Bacci 1983，1991；cf. Razzell 1973. 从 2002 年的观点适当评估麦基翁的贡献，见 Harris 2002。

七十年代初，已经发表了关于这方面的大量研究成果，其时间跨度涵盖从十七世纪一直到十九世纪初，地理跨度涵盖从英国、法国、德国、瑞士、西班牙、意大利到斯堪的纳维亚国家。地方研究成果的积累为这种观点奠定了基础，即死亡危险期能够较大程度地解释现代早期阶段总死亡率的大部分原因，并且从十八世纪中叶到十九世纪中叶，死亡率下降的原因主要是死亡危险期的消除，而且这一论点即使没有赢得一致赞成，也已经赢得了广泛赞同。[①]

只有等到英国和法国以大量有代表性的教区样本为基础的死亡率公布之后，才有可能评估危险期死亡率对国家总死亡率的全国性影响。图 1.1 展示了这些研究发生的时序。对这些时序的分析能够证实那些从地方研究中得出的重要结论之一：1750 年之前的死亡率相比其后更为多变。同时还能发现，无论是否与饥荒有关，消除危险期死亡率都只能解释死亡率持续下降的一小部分原因。这方面大约 90％的下降都是由"正常"死亡率下降所导致的。[②]

---

① Meuvret 1946，1965；Goubert 1965；Smith 1977；Flinn 1981；Helleiner 1967；Wrigley 1969；Flinn 1970，1974；Hoskins 1964，1968.

② INED 1977；Wrigley and Schofield 1981；Rebaudo 1979；Dupâquier 1989；Fogel，Floud，and Harris，n. d. 特别感谢克里斯托弗·J. 阿齐托（Christopher J. Acito）对该图的贡献。

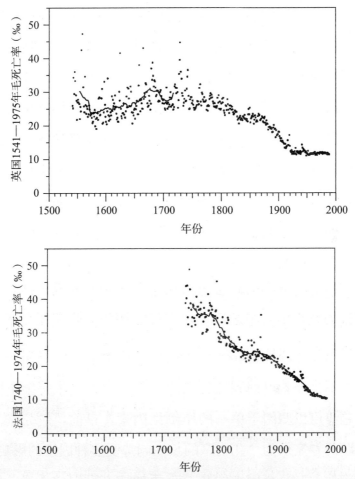

**图 1.1　英国和法国死亡率的长期趋势**

注：毛死亡率按照给定年份的总死亡率除以年中人口，并乘以 1 000 计算。每个图显示的是年死亡率围绕 25 年移动平均线分布的散点图。关于资料来源和相关程序，参见福格尔 1992 年文章中表 9.1 的注。

在讨论造成以往死亡率居高不下的因素方面，1973 年联合国的人口研究学者们注意到："对人类来说，慢性粮食短缺可能致命得多，但更为引人注目的是饥荒的影响，一些文学作品对这方面关注得更多。"① 其他几位学者也都提出了类似的观点，但直到法国国立人口研究所数据及学者 E. A. 里格利（E. A. Wrigley）和 R. S. 斯科菲尔德（R. S. Schofield）收集的来自英国的数据公布之后，饥荒对死亡率的有限影响才成为明摆着的事实。在里格利和斯科菲尔德合著卷的第 9 章中，罗纳德·李（Ronald Lee）证实，尽管粮食价格的大幅波动与死亡率的相似波动存在着值得统计时注意的滞后关系，但 5 年之后，这种对死亡率的净影响几乎可以忽略不计。② 在对法国和斯堪的纳维亚国家的研究中，也得出了类似的结果。③

当前对慢性营养不良在死亡率持续下降中作用的关注并不代表着退回到这种信念，即整个死亡率持续下降的趋势可以归因于单一的压倒性因素。目前，研究这一问题的专家认为，死亡率的长期趋势受多种因素的影响，尽管他们对每个因素的相对重要性持有不同的看法。所以，在影响死亡率持续下降的各类因素中，很难确定具体某种因素到底产生了多大影响。这一问题的解决实质

---

① United Nations 1973，1：142.

② Lee 1981.

③ United Nations 1973；Lebrun 1971；Flinn 1974，1981；Blayo 1975b；Wrigley and Schofield 1981；Lee 1981；Weir 1982，1989；Richards 1984；Galloway 1986；Bengtsson and Ohlsson 1985；cf. Eckstein, Schultz, and Wolpin 1985.

上是一项特别复杂的会计工作，不仅包含特定因素的直接影响，还包含它们的间接影响，以及与其他因素之间的相互作用。接下来，我将认真研究一些最近已经开发出来的有助于解决会计问题的新的数据源和新的分析方法。[①]

## 十八、十九世纪苦难的程度

显而易见，从十八世纪中叶到十九世纪末的这段时期被誉为工业革命阶段，是社会组织大调整的阶段，同时也是科学技术革命的阶段，然而在 1890 年之前，在健康、营养状况和寿命方面，这些伟大进步给下层社会带来的只是不大而又不均衡的改善。无论十八、十九世纪科学技术的进步带来了多大程度的突破，但在二十世纪到来之前，大多数普通民众仍处在饥荒和高死亡率肆虐的严酷现实之中。

只要先看看十八、十九世纪初期英国和法国普通工人领取的食物总数，这种观点就可以得到印证。因为那时的食物支出占到了劳动者家庭总支出的 50%～75%，

---

① Fogel 1997.

所以劳动者生活条件的改善应该能通过其饮食情况反映出来。然而，表 1.2 却显示，十八世纪伊始，法国普通工人饮食中的热量值几乎与 1965 年卢旺达的普通工人一样低，而卢旺达在当年世界银行列表中是营养状况最差的国家。英国人均粮食供应量比法国高几百卡路里，但按现行标准仍然非常低。英国工人的卡路里摄入量事实上几乎与当时印度的水平不相上下，直到 1850 年，这一状况才开始改变。

表 1.2　　　法国和英国在 1700—1989 年间热量
日供应的长期趋势（人均热量）

| 年份 | 法国 | 英国 |
| --- | --- | --- |
| 1700 | | 2 095 |
| 1705 | 1 657 | |
| 1750 | | 2 168 |
| 1785 | 1 848 | |
| 1800 | | 2 237 |
| 1803—1812 | 1 846 | |
| 1845—1854 | 2 480 | |
| 1850 | | 2 362 |
| 1909—1913 | | 2 857 |
| 1935—1939 | 2 975 | |
| 1954—1955 | 2 783 | 3 231 |
| 1961 | | 3 170 |
| 1965 | 3 355 | 3 304 |
| 1989 | 3 465 | 3 149 |

资料来源：Fogel, Floud, and Harris, n. d.

　　1700—1850 年间，普通法国人和英国人可得到的家庭食物供应不仅总量少，而且质量相对较差。例如，在 1700—1850 年间的法国，动物类食品所占的卡路里份额还不到现代份额的一半，仅约为富裕国家的三分之一。1750 年，英国约有 20％的卡路里消耗来自动物类食品。这一比率在 1750—1800 年间上升到 25％～30％，表明十八世纪英国饮食质量的提升比法国更快。然而，虽然英国人能够大量增加饮食，但其质量接下来却下降了，从动物类食品摄取的卡路里份额在 1850 年回落到了 20％。[①]

　　需要强调的是，这些低水平的饮食意义重大：实际上，成年男劳力也只是在工作时才得到了少量的能量。我所说的工作，不仅包括计算到国民收入和产品账户中的工作（我称之为"NIPA 工作"），而且还包括所有需要的能量超过基本维持线的活动。基本维持线有两个组成部分。较大的组分是基础代谢率（BMR），对基本维持线的五分之四负责。当身体完全处于静止状态时，正是这部分能量维持着心脏和其他重要器官的功能，而且在一个人彻底休息的时候，这部分能量是可以测量的，

---

　　① Fogel，Floud，and Harris，n. d. ；cf. Allen 1994.

这一时间也就是指在一个人吃完晚饭后的 12～14 小时。[①] 另外 20% 的基本维持线是吃饭与消化吸收所需的能量，以及维护个人重要的卫生所需的能量。它不包括准备膳食或之后清洁厨房所需的能量。

　　并不是全社会生产的所有商品和服务都能包含在国民收入和产品账户内，这很重要并要牢记在心。当在二十世纪三十年代早期首次设计出国民收入和产品账户时，主要是用来测量市场上交易的产品和服务。例如，必须承认，许多对经济有重要贡献的非市场性活动，如家庭主妇的无偿劳动等，国民收入和产品账户都无法计算在内。然而，由于当时量化技术难以计量非市场活动的真实情况，所以在很大程度上不可避免地忽视了这种非市场活动。此外，在 1932 年，由于劳动力失业率高达 25%，那时国会非常关注市场就业的变化。国民收入和产品账户的测算还假设，市场与非市场工作的比率在长期趋势上或多或少保持稳定，但显然这是不切实际的。随着时间的推移，计算到国民收入和产品账户中的工作在整个活动中所占的份额也越来越小。此外，我们现在也已具备了必要的手段，可以对非市场活动进行非常好

---

　　① 关于睡眠和不睡眠的基础代谢率，参见 Bender and Bender 1997；Garrow, James, and Ralph 2000。

的计量。有鉴于此，在下面这些章节中，我将尽量估算市场和非市场工作的能量需求。

工作消耗的膳食能量都是剩余下来的。它是一天内人体新陈代谢的总能量（以化学方式转化为身体使用）减去基本维持水平之后的能量剩余。表 1.3 表明，在富裕国家中，20～39 岁的成年男性工作能消耗 1 800～2 600 卡路里的热量。值得注意的是，为规范人口的年龄和性别分布，把女性、儿童和老年人的卡路里消耗量转换为等同于 20～39 岁男性的卡路里消耗量，称为一个消费单位。这意味着，如果 15～19 岁的女性平均消耗量为 20～39 岁男性平均消耗量的 0.78，那么就热量消耗而言，可以把她们看作是相当于 20～39 岁男性平均消耗量的 0.78，或者是一个消费单位的 78%。

表 1.3　法国、英格兰和威尔士、美国在 1700—1994 年间
日工作能耗消费单位比较　　　　单位：千卡

| 年份 | (1) 法国 | (2) 英格兰和威尔士 | (3) 美国 |
|---|---|---|---|
| 1700 | | 720 | 2 313[a] |
| 1705 | 439 | | |
| 1750 | | 812 | |
| 1785 | 600 | | |
| 1800 | | 858 | |
| 1840 | | | 1 810 |

续前表

| 年份 | (1) | (2) | (3) |
|---|---|---|---|
| | 法国 | 英格兰和威尔士 | 美国 |
| 1850 | | 1 014 | |
| 1870 | 1 671 | | |
| 1880 | | | 2 709 |
| 1944 | | | 2 282 |
| 1975 | 2 136 | | |
| 1980 | | 1 793 | |
| 1994 | | | 2 620 |

a. 工业革命前的弗吉尼亚州。
资料来源：Fogel, Floud, and Harris, n. d.

在十八世纪，法国产生的工作能耗量不到当前美国能耗总量的五分之一。再者，十八世纪英格兰物产更丰富，提供了超过目前水平四分之一的热量，每天的热量短缺远超过 1 000 卡路里。在十八世纪和十九世纪初的这段时间里，只有美国的工作能耗量等于或大于当前水平。

在解释表 1.3 时，不应认为特定某一天的实际工作能耗量总是正好等于未用于维持身体机能所摄入的能量。任何一天的工作能耗量都可能超过或者达不到容许剩余后的总能量。如果实际工作所需能量较少，使能量剩下来成为可能，那么未使用的能量将作为脂肪储存在体内。如果实际工作能耗量超过未消耗的能量，身体将从储存的脂肪或瘦肉组织中攫取能量。在今天的贫困人群当中，他们经常在工作旺季靠吸收体内储备的能量来维持，并接着在工作淡季补充这些能量的损耗。但是，当这样的能量转换过大时，它们将发展成为供给工作必需能量的一种危险方式。虽然人体有一种机能，可以使重要器官的瘦肉组织免受这种能量需求的影响，但这种机制并不完善，一些需要的能量仍然是由重要器官来满足，从而损耗了其功能。

那些关注十八、十九世纪期间长期营养不良、发病率和死亡率之间关系的研究者们只是把注意力集中在这种对免疫系统造成的危害方面。1983 年，《饥荒与历史》（*Hunger and History*）登载了这个当下闻名的关于营养敏感型传染病的表，其中强调，一些传染病会因免疫系统的损坏而加剧。[①] 不幸的是，一些学者误解了这张表，并臆断只有一小部分所谓的营养敏感性传染病是受长期的营养不良影响所致。无论是流行病还是慢性病的死亡率，诸如充血性心力衰竭等，都可能受到心脏、肺、胃肠道或其他重要器官系统的自身功能严重受损的影响，而不是免疫系统损伤的影响。我在后续的章节将继续探讨这个问题。

---

① Bellagio Conference 1983.

需要说清楚的是表 1.2 的重要含义。今天，30 岁出头的标准美国男性身高 177 厘米（69.7 英寸）左右，体重 78 千克（172 磅）左右。每天，这样的男性需要大约 1 794 卡路里的基础代谢量，以及总共 2 279 卡路里的基准量。[①] 如果十八世纪的英国人或法国人有那么大的块头，那么他们粮食供应所产生的所有能量都需要用于维持自身机能，并且几乎没有任何能量能用于维持工作状态。从 1700 年前后能用来生产这两个国家社会产品中份额相对较小的食物供应量来看，当时英法两国标准的成年男性一定是身材相当矮小，而且体重较轻。

从欧洲国家收集到的身高和体重数据支持了这一推断。表 1.4 提供了 1750—1975 年间成年男性的最终身高概数。这表明，如果按照现代标准，生活在十八、十九世纪的欧洲人都存在严重的发育不良问题（参见表 1.4 第 6 行）。

在人均身高和体重并没有低于今天的情况下，十八世纪的英国人和法国人能应对他们的环境吗？通过比较 1700 年和 1800 年英格兰和威尔士两个经济部门——农业部门和其他所有部门的日均消耗热量，表 1.5 显示了过去的欧洲人让他们的身高和体重适应其粮食供应的情

①　Quenouille et al. 1951；FAO/WHO/UNU 1985.

表 1.4　　1750—1975 年间六大欧洲人口中成年男性估计的
　　　　平均最终身高（厘米），以四分之一世纪为统计单位

| | （1）<br>到期日按照<br>四分之一世纪<br>为统计单位 | （2）<br>英国 | （3）<br>挪威 | （4）<br>瑞典 | （5）<br>法国 | （6）<br>丹麦 | （7）<br>匈牙利 |
|---|---|---|---|---|---|---|---|
| 1 | 18-Ⅲ | 165.9 | 163.9 | 168.1 | | | 169.1 |
| 2 | 18-Ⅳ | 167.9 | | 166.7 | 163.0 | 165.7 | 167.2 |
| 3 | 19-Ⅰ | 168.0 | | 166.7 | 164.3 | 165.4 | 166.7 |
| 4 | 19-Ⅱ | 171.6 | | 168.0 | 165.2 | 166.8 | 166.8 |
| 5 | 19-Ⅲ | 169.3 | 168.6 | 169.5 | 165.6 | 165.3 | |
| 6 | 20-Ⅲ | 175.0 | 178.3 | 177.6 | 174.3 | 176.0 | 170.9 |

资料来源与注解：第 1～5 行：英国：利用 Floud，Wachter，and
Gregory 1990 中的数据计算。挪威：Floud 1984a，引自 Kiil 1939。Kill 估计
了 1761 年招募的年龄为 18.5 岁的新兵身高为 159.5 厘米，我又在此基础
上增加了 4.4 厘米，以在 18-Ⅲ世纪达到估计的最终身高 163.9 厘米。瑞
典：Sandberg and Steckel 1987，Table 1。横跨四分之一世纪的每 10 年数据
由这四分之一世纪中的每 10 年体重数据的一半给出。法国：第 3～5 行数
据由 von Meerton 1989 计算得出，后经 Weir 1993 修正，Weir 将身高数据
加了 0.9 厘米，以解释 20 岁至成年人之间身高的额外增长（Gould 1869：
104‑105；cf. Friedman 1982，p. 510 n. 14。第 2 行数据源于由 von Meerton
1815—1836 年的数据线性外推回 1788 年得出。在这段时间，20 岁至成年
人之间的身高额外增长了 0.9 厘米。丹麦：数据源自 Floud 1984a，Floud
报告了由 H. C. Johansen 在 1982 年分析的数据，他俩私下沟通过多次。匈
牙利：所有数据均源自 Komlos 1989，Table 2.1，p.57。第 6 行：英国的
数据源自 Rona，Swan，and Altman 1978，Table 3。挪威、瑞典和丹麦的
数据源自 Chamla 1983，Table Ⅶ，Ⅻ，and ⅩⅣ。挪威和瑞典人的身高数据
是 1965 年的，丹麦人的身高数据是 1964 年的。法国和匈牙利的数据源自
Eveleth and Tanner 1976，p. 284；cf. p. 277。

况。在每个部门内部，工作所需的总能量预估值也都显
示出来了。第 3 行提出了计量农业部门膳食能量生产率
的标准。该指标计量的是每一卡路里的工作投入所形成

的食物产出的总热量。①

表 1.5　　1700 年和 1800 年英格兰和威尔士平均日能耗对比
（除第 3 行外，其他行单位均为百万卡路里）

|  | （1）<br>1800 年 | （2）<br>1700 年 | （3）<br>1700 年与事实<br>不一致之处 |
|---|---|---|---|
| 1. 每日消耗的膳食总能量<br>（生产＋净进口） | 20 509 | 11 470 | 9 718 |
| 2. 农产品生产的能耗 | 871 | 913 | 777 |
| 3. 农业能量生产率（膳食能<br>量的输出/输入比率） | 20.4 | 12.5 | 12.5 |
| 4. 农业部门的能耗 | 7 731 | 6 804 | 7 042 |
| 5. 农业部门以外的能耗 | 12 778 | 4 666 | 2 676 |
| 6. 用于生产非农产品的能耗 | 1 684 | 683 | 0 |

注：第 3 行输出/输入比率的分子不包括进口卡路里。该表代替了福格尔在 1997 年文章中的表 5。

资料来源：Fogel, Floud, and Harris, n. d.

该表第 1 列介绍了 1800 年的情况，按照那时欧洲人普遍的生活标准去衡量，可供消耗的热量是相当高的（每日每个热量消费单位为 2 933 卡路里左右），而且按照流行的欧洲标准，那时英国人成了欧洲国家人口中成年男性身材最高的（成年男性身高约为 168 厘米，或 66.1 英寸），而且体重也相对较重，最佳工作年龄段平均体重约为 61.5 千克（约 136 磅），这意味着身体质量

---

① 这张表与 Fogel 1997，Table 5 有所不同，因为它所依据的估计值做了改进。

指数（BMI）约为 21.8。作为一个被身高标准化的体重指标，身体质量指数是用以千克为单位的体重与以米为单位的身高的平方的比值来计算的。按照 1800 年的生活标准，英国的粮食相对充裕，因为除了大量的国内生产外，还进口了大约 13％的膳食消费品。不管怎样，正如第 1 列所示，英国农业的生产力已经相当高了。英格兰和威尔士农场主为了他们每个卡路里的工作投入，就要生产 20 卡路里以上的粮食产量（扣除种子、饲料、库存损失等）。大约 44％的粮食产量都由农业家庭消费掉了[①]。

农业部门余下的粮食产量，连同一些进口的食物，都由非农业部门来消费，其中在 1801 年非农业部门的人口数量约占英国总人口的 64％。[②] 非农业部门的人均粮食消费量比农业部门低了 6％左右，然而造成这种差异的绝大部分原因仍被解释为农业人口对粮食能量的较大需求。与法国相比，英国 1800 年的物产如此丰富，以至对占据英国人口总数 20％的乞丐和流浪汉来说，其用于乞讨或其他超过维持活动的能耗量达到法国人的三倍之多。[③]

---

① 7 731÷17 768≈0.44。

② Wrigley 1987.

③ Wrigley 1987；Lindert and Williamson 1982；Fogel, Floud, and Harris, n. d.

1700 年，粮食供应的形势更为紧张，那时每天每个消费单位可得到的热量仅为 2 724 卡路里左右。为适应粮食供应的紧缺，有三方面做法：第一，1700 年供应给非农业部门的膳食能量配额要比一个世纪后低三分之一。这一约束必然减少了 1700 年从事非农业劳动人口的比例。第二，无论是农业部门内部还是非农业部门，1700 年相当于每个成年工人用于工作的总能量都比 1800 年更低，尽管非农业部门劳动力能耗的不足更大些。第三，1700 年用于基础代谢和自身维持所需的能量比 1800 年更低，因为那时人们的体型更小。与 1800 年相比，1700 年男性成人的身高矮了 3 厘米，身体质量指数约为 21，而不是 22，体重轻了 4 千克左右。受较小的平均体型的限制，大量的维持自身所需的热量以每日每个消费单位 105 卡路里的速度下降。

最后的数字可能看起来相当小，但是它占到了每天卡路里消耗总量的一半。[1] 但是，那个数字已经大到足够证明这一命题，即体型变化是人类适应粮食供给变化的主要手段。在给定的消费水平下，人口与其食物供应达到平衡的条件是：劳动力投入（以工作的卡路里计）大到足够生产必需的粮食总量（也以卡路里计）。此外，

---

① 105÷210≈0.50。

从国民收入意义上讲，给定的用于维护所需的卡路里量的降低会对工作所需要的卡路里总数产生乘数效应。乘数是劳动力参与率（总人口中工人所占的比例）的倒数。既然只有大约 35％ 的相同的成人数处于劳动力大军中，那么，计入国民收入和产品账户的潜在的日获得热量并不是相当于每个成年工人的 105 卡路里，而是相当于计入国民收入和产品账户的每个成年工人的 300 卡路里。①

最后一点的重要性体现在对表 1.5 中的第 2 列和第 3 列的考虑中。第 2 列表明，在 1700 年，每天用于计入国民收入和产品账户的膳食能量是 15.96 亿卡路里，其中 9.13 亿卡路里用于农业生产，剩下的卡路里用于非农业生产。第 3 列说明的是，如果所有其他的调节都做出了，而人的体型仍维持在 1800 年的水平，以至那些维持自身需要的条件都没有变，将会发生什么。首先需要注意的是，可用于粮食生产的能量将会下降 15％。假设投入产出率和进口总量不变，全国膳食能量将下降到 97.18 亿卡路里，其中农业部门内部要消耗超过 70％ 的能量。剩余的可用于非农业部门的能量甚至无法满足该部门基础代谢的要求，留给非农业部门中计入国民收入和产品账户的能量为零。在这个例子中，由于没有控制

① 这里所涉及的是没有计算进劳动力中的个人家庭活动或闲暇时间的减少。

住人体体型的变化，将会使这种计入国民收入和产品账户的能量减少大约51%。[1]

在长期营养不良的条件下，体型大小的变化是欧洲人口形成的一种应对粮食短缺制约的普遍方式。然而，和欧洲相比，即使是能量更为充裕的美国人，他们那时也深受严重的慢性营养不良之苦，部分原因是高致病率阻止了许多热量的代谢摄入，另一部分原因是其计入国民收入和产品账户的工作消耗了主要的膳食能量份额。

图1.2总结了可掌握的关于1720年以来美国人的身高（反映营养状况和人口健康的敏感指标）与预期寿命发展趋势的数据情况。两大系列的数据指标都具有惊人的周期性特征。在十八世纪的大部分时间里，身高和预期寿命都处在上升状态，实质上均比同一时期普通的英格兰人要长得更高，并且预期寿命更长。在十八世纪九十年代，人们的预期寿命开始缩短，并持续了半个世纪左右的时间。长期以来，我们所熟知的身高的增加，可能最早是从十九世纪最后10年的出生人口开始的，并且一直持续增长到今天。[2]

图1.2不仅说明美国人的身材在十八世纪中叶就已经达到了现代的高度，而且他们也达到了预期寿命的新

---

[1] Fogel，Floud，and Harris，n. d.
[2] Fogel 1986；Costa and Steckel 1997.

水平，这是英国普通人群，甚至是英国贵族在二十世纪第一个 25 年之前所无法企及的。

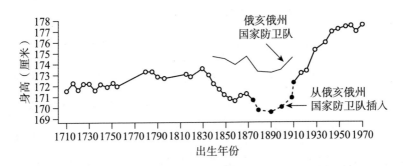

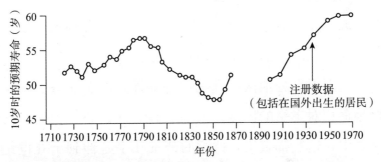

**图 1.2　美国本土白人男性的最终身高及 10 岁时预期寿命的趋势**

注：身高是按出生人口计算的，10 岁时的预期寿命是按时期计算的。

资料来源：Fogel 1986；Costa and Steckel 1997.

在欧洲，在身高方面出现了类似的变动。例如，瑞典人的身高在十八世纪第三和第四个 25 年之间下降了 1.4 厘米。匈牙利人的身高在十八世纪第三个 25 年到十九世纪第一个 25 年之间下降的幅度更大（2.4 厘米）。在整个十九世纪，英国人的最终身高（成年时的身高）也出现了规律性的循环波动，尽管这种波动的幅度比美国人或匈牙利人要小得多。十九世纪四十年代至五十年代，瑞典人的身高出现了第二次下降，与此相伴随的是其婴儿死亡率出现了上升。[①]

在十八世纪和十九世纪期间，欧洲人和美国人这种身高和死亡率变动的证据使一些研究者感到困惑。在这一时期，在人的健康和寿命方面的整体改善程度要低于来自人均收入快速增长带来的预期，这由许多国家尚存质疑的国民收入账户来证明。在这几十年时间里，身高和预期寿命的急剧下降更令人费解，其中有些下降发生在不可否认的经济强劲增长的时代。[②]

欧洲大部分地区的食物普遍缺乏，甚至在像美国这样粮食相对丰裕的国度，人的身高和死亡率也仍处在波动之中，这些都表明，持续的苦难几乎延伸到十九世纪末，而且这些造成长期痛苦的因素是嬗变多样的。值得注意的是，在十九世纪八十年代，美国人比英国人或瑞典人稍微矮小一些，但在一个世纪前，与其他两组人群相比，美国人有5～6厘米的身高优势。这种在经济的强劲增长与大多数人在营养状况及健康状况方面十分有限

---

① Fogel 1993 和表 1.4 的资料来源。

② 要进一步讨论生活标准的经济与生物医学计量的脱节，特别是讨论需要下调工资率以纠正经济引起的发病率和死亡率的增加，见第二章。在这方面，坦纳(Tanner)已经阐明，如果孩子发育迟缓而生长速度却没有减慢，那么这种发育迟缓很可能是由于胎儿时期在母体内受到的伤害，可能与胎盘的病理有关。婴儿早期严重营养不良或中毒也可能导致永久性发育不良（Tanner 1982）。

的改善或倒退之间的矛盾，意味着十九世纪的现代化进程对于那些熬了过来的人来说是喜忧参半的。然而，十九世纪工业和科技进步是二十世纪取得非凡成就的先决条件，这些成就包括普通民众体验到的生活条件的空前改善。

# 第二章　二十世纪为何如此非凡

　　在描述和解释死亡率长期下降方面，过去 20 年的研究取得了重大进展。虽然这些研究成果中多数仍然停留在假设层面，但却提出了一种新的进化论，多拉·科斯塔（Dora Costa，麻省理工学院经济学家和生物人类学家）和我称之为"技术生理演变"。对死亡率下降原因的研究表明，在技术进步和生理改善之间存在协同作用，这种协同作用已经产生了一种生物学而非遗传的快速的文化传播，并且不一定稳定的人类进化形式。① 无论是富国还是发展中国家，这一进程都仍在进行之中。在阐述这一理论的过程中，要对经济增长的热力学和生理学特性进行界定，并讨论它们对经济增

---

① 这个定义的部分措辞是由 J. M. 坦纳提出来的。

长率的影响。

与那种依靠自然选择的遗传进化论不同，进化论适用于地球上整个生命史，而技术生理演变只适用于过去300年的人类历史，尤其是过去的一个世纪。<sup>①</sup> 尽管适用范围有限，但在下一个世纪左右的时间里，在人口寿命、慢性病发病年龄、体型大小以及重要器官系统的效率和耐用性方面，技术生理演变似乎与预测它们发展的可能趋势紧密相关。同时它也与国家政策中涉及的这些紧迫性问题相关，如人口增长、养老金费用和医疗保健费问题等。

技术生理演变理论的基础取决于这样一个命题，即在过去的300年时间里，特别是在过去的一个世纪里，

---

① 在本章，"演变"有两种途径。"遗传演变"是指物种在具有不同遗传特征的物种之间通过自然选择而发生的变化，其中一些物种比一些物种更适应环境。我用"技术生理演变"这个术语来指主要由环境因素导致的人体生理学上的改变。这种环境因素包括那些影响胚胎和胎儿发育的子宫的生理与生化条件。这样的环境因素可能和胚胎与胎儿的发育在时间上重合，或者它们可能发生在胚胎形成之前，要么在母亲生命的早期，要么在母亲谱系的更高阶段。对动物模型的实验研究表明，尽管没有后续的损害，尽管最初的损害的效力一代一代地下降了，但是第一代的环境损害会继续在几代人的时间里产生阻碍生理表现的效力（Chandra，1975，1992；Meinhold et al.，1993；Fraker et al.，1986）。尽管最终的身高在子宫和婴儿时期对*损伤*特别敏感，但在发育周期后期的损伤也会导致发育迟缓。值得注意的是，虽然如今经合组织国家只有一小部分的新生儿体重低于2 500克，但在1800年的英国和法国，工人中可能有40%～50%的新生儿体重低于2 500克（Fogel，1986）。

我用斜体表示的主要意思是，具体环境损害的效力的变化因人而异，可能反映了环境和遗传因素之间复杂的相互作用。我从胚胎形成中提取出"演变"一词的用法，并且在再现原理中用作衔接功能使用。关于"演变"一词的这些意义和它的一般历史，见 Richards 1992 和 Mayr 1982。

人类对环境的控制程度达到了前所未有的水平，强大到足以使人类区别于其他生物，同时区别于所有以前的智人。自 1800 年以来，这种对环境的新控制使智人的平均体型增长了 50％以上，平均寿命也增长了 100％以上，并且极大地改善了人体重要器官系统的稳健性和能力。

图 2.1 有助于强调，在 1700 年之后，人们在环境控制方面已经发生了如此巨大的变化。早在大约 20 万年的时间里，智人以极其缓慢的速度繁衍生长。大约在 1.1 万年前，这些在农业生产上的发现打破了由狩猎和采集技术造成的对粮食生产强制性的顽固约束，由此能从直接的粮食生产中解放 10％～20％的劳动力，并导致了第一批城市的出现。由于粮食生产的新技术优于老技术，由此就有能力支撑比大约公元前 9000 年之前存在的高得多的人口增长率。然而，如图 2.1 所示，在第二次农业革命之后（始于公元 1700 年左右），粮食生产技术的进步要较早期的发展更为迅猛，由于这些技术进步使人口增长率如此之高，以至人口这条线出现了激增，几乎是呈垂直上升的陡增状态。相比于农业领域，在制造业、运输业、贸易、通信、能源生产、休闲服务和医疗服务等方面技术的新突破甚至更加引人注目。图 2.1 详述了二十世纪人口增长和技术变革的巨大的加速度。世界人

口 1900—1990 年间的增殖总量是以前整个人类历史长河
中人口增殖量的四倍。

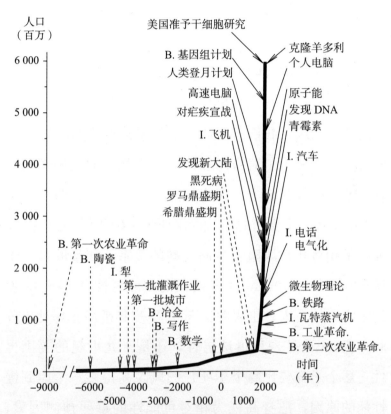

**图 2.1　世界人口增长与技术史上的一些重大事件**

注：工艺或机器发明过程（I）通常滞后于生产和应用普及过程。"开
端"（B）一般表示此类扩散过程的最早阶段。

资料来源：Cipolla 1974；Clark 1961；Fagan 1977；McNeill 1971；
Piggott 1965；Derry and Williams 1960；Trewartha 1969. 也可参见 Allen
1992，1994；Slicher van Bath 1963；Wrigley 1987。

# 中老年人体型与死亡风险的关系

图 2.1 尽管说明了技术变化导致人口数量的大幅增加，但并未揭示技术变化与生理效益之间的联系。为了解决这个问题，我们需要认真思考最近的大量研究，这些研究已经显示了对身高和体重关乎晚年的发病率和死亡率的高度预测能力。在这些研究结果中，有两项在图 2.2 和图 2.3 中做了总结。由汉斯·瓦勒尔创立的图 2.2 描绘了相对死亡风险和身高之间的关系，测量的是二十世纪六十年代 40～59 岁年龄段的挪威男性及 23～49 岁的联盟退伍军人，也表明了 55～75 岁年龄段正好处于危险期。[1] 无论是现代挪威男性，还是十九世纪的美国男性，矮个子都要比高个子死亡的风险高得多。考虑到慢性病的原因，把身高视为相对可能性的重要预测因素，这成了联盟军队在 1861—1865 年期间拒绝招收 23～49 岁男性入伍的理由。[2] 尽管在种族、环境条件、疾病种类和严重程度以及时间因素等方面都存在显著的差异，然而在这两种情况下，身高和相对死亡风险之间的函数

---

[1]　Waaler 1984；Costa and Steckel 1997.
[2]　Fogel 1993.

关系都出现了惊人的相似。[1]

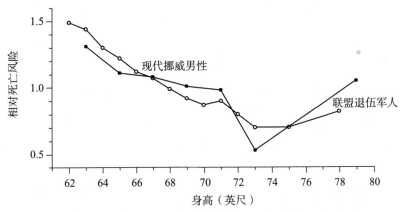

图 2.2  联盟退伍军人和现代挪威男性的相对死亡风险

注：相对风险 1.0 意味着，在整个特定年龄段的男性人口中，身高的风险等于死亡的平均风险。还要注意的是，在挪威和联盟退伍军人的案例中，最高的数据点在统计意义上并不大。

在挪威，按照身体质量指数测算，瓦勒尔还研究了体质与死亡风险之间的关系。[2] 在图 2.3 中，一条曲线反映了他对 45～49 岁的挪威男性研究的结果，还有一条测算 45～64 岁的联盟退伍军人及其后 25 年的曲线也在其中。无论是从现代挪威人，还是从联盟退伍军人的测算结果来看，曲线在数值为 22～28 的范围内呈现出相对平直的状态，并且相对死亡风险在接近 1.0 的地方徘徊。然

---

① 这里有一些癌症和其他疾病与身高呈正相关关系。见 Waaler 1984 和 Davey Smith et al. 2000。

② Waaler 1984.

而，曲线在数值小于 22 和超过 28 的范围内，随着身体质量指数远离其平均值，死亡风险也开始大幅度攀升。

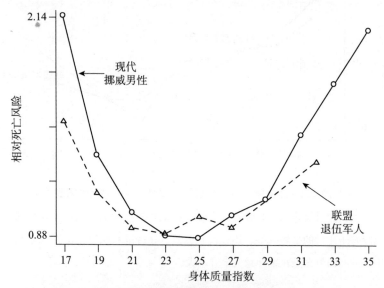

**图 2.3　1900 年前后联盟退伍军人和现代挪威人中 50 岁男性身体质量指数与相对死亡风险的比较**

注：在收集的挪威人数据中，在 45～49 岁时做过身体质量指数测量的有 79 084 名男性，风险期为 7 年。在 45～64 岁时做过身体质量指数测量的有 550 名联盟退伍军人，并且观察期为 25 年。

资料来源：Costa and Steckel 1997，p. 54，with the permission of The University of Chicago Press. © 1997 by the National Bureau of Economic Research.

　　重要的是要理解，正如本次讨论中所使用的那样，"风险"或"死亡风险"是指在任何确定的时间段内死亡的可能性，例如图 2.4 中的风险期是 18 年。死亡风险是最常见的用来表示毛死亡率（CDR）的指数。在图 2.3 中，身高和体重作为一个整体，其相对风险 1.0 是人口的平均死亡风险（即平均毛死亡率——一年中总的死亡人数除以年中总人数），随着身高和体重的变化而呈现更高或者更低的风险，都以相对于整个人群的平均风险表示出来。例如，2.0 的相对风险意味着其死亡风险是平均毛死亡率的两倍。

尽管图 2.2 和图 2.3 具备一定的启发意义，但它们并不足以解释这样一场辩论，即当身高和体重都合适时，轻微的发育不良是否会损害人的健康。为了解决这类"小而健康"的问题，我们需要构建一个等死亡率面，将死亡风险与身高及体重同时联系起来。在文前插图中，这样的面呈现为三维图形。出于某些目的，在二维面中更容易描绘三维面，正如地形图中所做的那样。图 2.4 所示的这样的二维面，正适用于瓦勒尔的数据。图 2.4 把这三种不同类型的曲线综合到了一起。其中，实线表示等死亡率风险曲线，每条曲线都描绘出了代表给定风险水平的所有身高和体重组合点。图中与等死亡率风险曲线横切的是一组等身体质量指数曲线，用虚线表示出来。每条等身体质量指数曲线都是产生特定身体质量指数水平的所有身高和体重组合的轨迹，年龄范围从 16 岁到 34 岁。这条贯穿每条等死亡率曲线最小点的加粗黑色曲线，给出了在每个身高点下使死亡风险最小化的体重数。

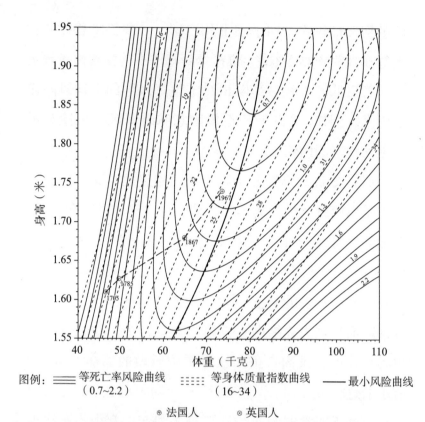

图例：══ 等死亡率风险曲线　┄┄ 等身体质量指数曲线　── 最小风险曲线
　　　 （0.7~2.2）　　　　　　（16~34）

⊕ 法国人　　　⊗ 英国人

**图 2.4　50～64 岁挪威男性身高、体重相对风险的等死亡曲线，
同时标绘出了估算的四个时期法国人的身高和体重**

注：用于估计 1705 年和 1785 年相关点轨迹的简要描述，参见福格尔 1997 年撰写的文章；更广泛的解释出现在福格尔、弗拉德和哈里斯未注明出版日期的文章中。本图取代了之前所有发表过的版本。

资料来源：1705 年和 1785 的数据点源于 Fogel, Floud, and Harris, n. d. ；1867 年的数据点源于 Baxter 1875，1：58-59；1967 年的数据点源于 Eveleth and Tanner 1976。

图 2.4 表明，事实上，即使当体重维持在图 2.3 所示的“理想”水平（身体质量指数等于 25）时，矮个子男

性也要比高个子男性的死亡风险更高。图 2.4 还说明，理想的身体质量指数随着身高的变化而变化。对身高大约为 176 厘米（69 英寸）的男性来说，身体质量指数为 25 才是理想的。但对于高个子男性来说，理想的身体质量指数是在 22 和 24 之间，而对于矮个子男性（168 厘米或 66 英寸以下）来说，比较理想的身体质量指数大约为 26。[①]

图 2.4 叠加的是对四个时期法国人的身高和重量的粗略估计。1705 年，法国人在平均身高约 161 厘米（63 英寸）和身体质量指数约为 18 时，可能与粮食供应达成平衡。在接下来的 290 年里，粮食供应量以足够快的速度迅速增加，使成年男性的身高和体重的增加成为现实。图 2.4 暗示，虽然与身高及体重同时相关的一些因素，事实上能够很好地解释在 1785—1867 年间所有估计法国人死亡率下降的原因，但却只解释了 1867—1967 年 35％的死亡率下降问题。[②]

本节的分析指出了生存概念具有误导性，正如最初

---

① 要想了解用来估算瓦勒尔面的方法，见 Kim 1996。

② Fogel, Floud, and Harris, n. d.

对这些可能性的计算方法感兴趣的那些读者可参见附录。

该结果意味着群体因素在死亡率长期下降中的重要性。查阅关于群体和周期对死亡率长期下降的影响的文献，见 Elo and Preston 1992 和 Kuh and Davey Smith 1993。

与身高和体重相关的人类生理变化的重要性有所下降，这表明包括医学创新在内的其他因素现在更为重要。然而，这不意味着身高和体重没有预测价值。平均身高仍然在增长，并且不能保持合适的身体质量指数，这对许多老年人来说是会威胁生命的。巴克（Barker，1992，1998）报告说，出生时的人体测量方法可用于预测中晚年时的身体质量指数和腰臀比。

马尔萨斯（Malthus）使用时的那样，并且时至今日这个概念仍被广泛使用。实际上，生存问题并不处在营养悬崖的边缘，已经超越了人口灾难。人口和粮食供给可以在无限持续的意义上处于平衡状态，而不仅限于生存层面。但是，处于较低生存水平的人口在身材上矮小一些，在死亡风险上也比其他人口更高。[①]

## "瓦勒尔面"对预测慢性病发展趋势的实践意义

弱小的体格会增加感染疾病的脆弱性，不仅仅是传染性疾病，而且还包括慢性病。图2.5可以证明这一点。该图表明，通过1985—1988年美国国民健康访问调查（NHIS），年轻个矮的男性比高个子的慢性病发病率要频繁得多。事实上，联盟军队的外科医生们早在十九世纪六十年代对年轻和中年男子的检测中，就已经发现身材与慢性病之间存在相同的函数关系。人们在发育年龄出现营养不良会造成很深远的影响，并增加到中老年阶段罹患慢性病的可能性。[②]

---

① 略有不同的看法，见 Livi-Bacci 1991。

② Fogel, Costa, and Kim 1993. 这条曲线到了195厘米后就向上，意味着这是最佳身高。

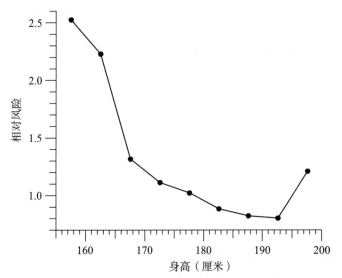

**图 2.5　在美国国民健康访问调查中 40～59 岁
退伍军人的身高与不健康相对风险的关系**

注：该曲线与图 2.2 中的曲线相似，不同之处在于，图 2.5 给出了根据身高上报的健康状况不佳的平均风险，而图 2.2 给出的是按身高上报的平均死亡风险。此外，需要说明的是，最高点的数据在统计上是不显著的。

资料来源：Fogel, Costa, and Kim 1993.

　　按照现在的标准，出生于十九世纪第二个 25 年的美国男性不仅发育迟缓，而且成年时期的身体质量指数比当前的美国水平低了 10% 左右（见图 2.6）。[①] 现在的成年男性和那些出生于十九世纪的男性的人均身体质量指数差异会随着年龄的增长而拉大，这可能是因为受营养摄取量和体力活动差异的累积影响，以及受老年阶段慢

---

　　① Gould（1869）；Centers for Disease Control，未出版的身高（英寸）和体重（磅）的数据表。见美国 1988—1994 年人体测量参考数据，网址：http://www.cdc.gov/nchs/about/major/nhanes/datatblelink.htm。

性病发病率增加的影响（见图 2.6）。发育迟缓和较低的身体质量指数值的合成影响见图 2.7，该图描述了发病率的"瓦勒尔面"，它由约翰·金（John Kim，1993）根据 1985—1988 年国民健康访问调查数据估算得出，与挪威人的死亡率曲面相似（见图 2.4）。

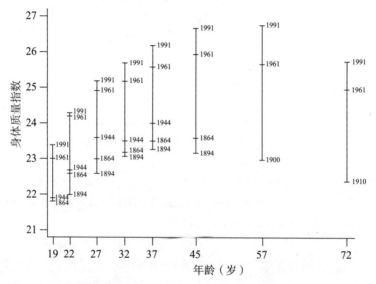

**图 2.6　按年龄组别和年份划分的平均身体质量指数值（1864—1991 年）**

注：年龄组集中在该图的标记上，年龄段分别为 18～19 岁、20～24 岁、25～29 岁、30～34 岁、35～39 岁、40～49 岁、50～64 岁和 65～79 岁。在某些年份，身体质量指数不适用于特定的年龄组。

资料来源：Costa and Steckel 1997，p. 55，with the permission of The University of Chicago Press. © 1997 by the National Bureau of Economic Research.

图 2.7 还介绍了 1910 年 65 岁或以上年龄的联盟退伍军人与 1985—1988 年期间同样年龄的退伍军人（主要是二战时期）的身高和身体质量指数坐标。这些坐标蕴

含着，在这两个群体之间，身高和身体质量指数的增加，本应该导致慢性病患病率下降 35％ 左右。[1]

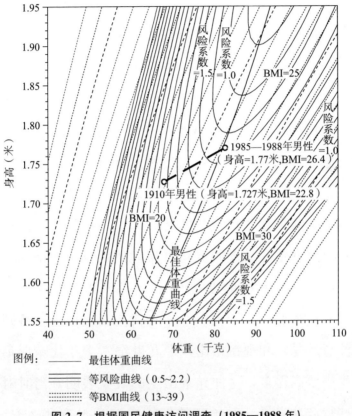

图例： —— 最佳体重曲线

≡≡≡ 等风险曲线（0.5~2.2）

┊┊┊ 等BMI曲线（13~39）

**图 2.7 根据国民健康访问调查（1985—1988 年）**
**健康界面预测的健康改善**

注：所有风险都是相对于国民健康访问调查在 1985—1988 年 45～64 岁白人男性中测算的平均发病风险（计算所有的身高和体重）而测算的。

资料来源：Kim 1993.

———————————

① Fogel, Costa, and Kim 1993. 事实上，图 2.7 低估了实际上发生的慢性病的治疗改进措施。换句话说，还有一些生理学上的进步，仅靠身高和体重的计量办法是无法反映出来的。

　　这样的结果与实际发生的情况是一致的。[①] 针对 1910 年联盟军队 65 岁及以上年龄的男性退伍军人慢性病的流行，以及二十世纪八十年代同样年龄的男性退伍军人的两项调查，表 2.1 将它们做了比较。[②] 该表表明，在 1910 年 65 岁及以上年龄退伍军人中的肌肉骨骼系统和呼吸系统疾病发病率，是 1985—1988 年同龄退伍军人的 1.6 倍，心脏病发病率是其的 2.9 倍，消化系统疾病发病率是其的 4.7 倍。正如一些人所说，在 1822—1845 年间出生的青壮年，其幼年时代和现在的同龄人相比，虽然能够从童年时代致命的传染病中幸存下来，但他们青年时代并不容易摆脱退化性疾病的困扰，而是深受其苦。例如，在十九世纪六十年代，35～39 岁年龄群体的疝气发病率要比二十世纪八十年代高 3 倍以上。特别值得注意的是，和现在相比，十九世纪六十年代畸形足的发生率要高得多，这种异常出生的现象表明，当时对于那些待产儿来说，对子宫的保护措施远没有那么安全。因此，暂时的结果表明，从第一次世界大战前那些已经年满 65 岁的人的整个生命周期来看，罹患慢性病的情况

─────────────

　　① 比较表 4.5。身高和体重的变化预示着慢性疾病的下降这个事实并不意味着它们引起了下降，因为这些变量可能仅仅代替了更基本的生理变化，而这些变化直接测量不到。见 Fogel, Floud, and Harris, n. d.

　　② Fogel, Costa, and Kim 1993.

表 2.1　　　　1910 年联盟退伍军人、1983 年退伍军人
（报告他们是否有特殊的慢性病），以及国民健康访问调查（NHIS）的
1985—1988 年退伍军人（报告他们在前 12 个月是否有慢性病），
年龄 65 岁及以上的慢性病流行对比（％）

| 病变位置 | 1910 年联盟退伍军人 | 1983 年退伍军人 | 年龄调整后的 1983 年退伍军人 | NHIS 1985—1988 退伍军人 |
|---|---|---|---|---|
| 肌肉骨骼系统 | 67.7 | 47.9 | 47.2 | 42.5 |
| 消化系统 | 84.0 | 49.0 | 48.9 | 18.0 |
| 疝气 | 34.5 | 27.3 | 26.7 | 6.6 |
| 腹泻 | 31.9 | 3.7 | 4.2 | 1.4 |
| 泌尿生殖系统 | 27.3 | 36.3 | 32.3 | 8.9 |
| 中枢神经系统 | 24.2 | 29.9 | 29.1 | 12.6 |
| 内分泌代谢或血液循环系统[a] | 90.1 | 42.9 | 39.9 | 40.0 |
| 心脏 | 76.0 | 38.5 | 39.9 | 26.6 |
| 静脉曲张 | 38.5 | 8.7 | 8.3 | 5.3 |
| 痔疮[b] | 44.4 | | | 7.2 |
| 呼吸系统 | 42.2 | 29.8 | 28.1 | 26.5 |

注：联盟退伍军人的流行病率主要以医师们检查的结果为基础。在二十世纪八十年代，那些数据主要依赖个人上报。国民健康访问调查数据与来自医师们在第二次全民健康和应用检查调查数据的比较表明，使用个人上报的健康数据不会对这种比较产生重大偏差。1933 年福格尔、科斯塔和金等人的著作都对可能存在的统计偏差及偏离幅度进行了更详细的讨论。

a. 在 1983 年退伍军人中，由于患痔疮的人少报了，各类循环系统性疾病的发病率将被低估。

b. 1983 年退伍军人是否曾患过痔疮的变量是靠不住的。

资料来源：Fogel，Costa，and Kim 1993.

要比流行病学转变理论提到的普遍得多。[①] 依靠死因资料来描述过去的流行病学，已经造成了对生活中健康状况分布的重大误解。另外，这种观点也被提出来了，即慢性病的流行病学更加独立于传染性疾病的流行病学，似乎事实正是如此。

"瓦勒尔面"和这些曲线预测能力的基础是什么？部分答案存在于人体生理学的研究领域。身高和体重变化似乎与组成这些器官组织的化学成分的变化有关，它们以跨膜进行电传输，并且以内分泌系统和其他重要系统的运行为特征。

这一领域的研究正处在突飞猛进的阶段，并且这些新发现中有一些尚待验证。目前，仍没有搞清楚在幼儿期营养不良与子宫内膜创伤转化为器官机能失调的具体机制。已经达成共识的是，大多数器官的基本结构是早期形成的，并且可以合理地推断出，发育不良的器官会比发育良好的器官坏得更早。[②] 迄今为止，主要证据都来自统计，尽管在某些具体功能障碍方面达成了一致意见，但是被普遍接受的细胞衰老理论尚未出现。我们将在第三章中对这类证明多加描述。

---

① Fogel，Costa，and Kim 1993.
② Tanner 1990，1993.

# 经济增长的热力学因素和生理因素

到目前为止，我还专注于研究技术变化对人体生理改善方面的贡献。然而，这一过程是协同作用的，营养和生理的进步同时也极大地推动了经济增长和技术进步的进程。

在前面的章节，我提到了热力学因素对经济增长的贡献，那时我就指出，在接近十八世纪末的法国和英国，那部分热量分配最低的 20％ 的群体缺乏持续工作所需的能量，并且实际上被排除在劳动力之外。而且，即使是那些参与到劳动力大军中的人，也只得到了工作所需的相对少量的能量。

既然热力学第一定律像适用于机械设备引擎一样，同样也适用于人体发动机，那么就能根据核算的能量损耗来估算过去两个世纪耗费在工作上的能量增加额。以英国为例，热力学因素解释了自 1790 年以来 30％ 的英国增长率。[①] 工作所得到的总热量的增加主要有两方面的影响：一方面，它通过使劳动者只获得 20％ 的 1790 年最低消费单位的方式提高了劳动力参与率，1790 年最低消费单位

---

① Fogel, Floud, and Harris, n. d.

平均起来仅够慢走几小时的能量。另一方面，对于这些加入劳动大军的劳动者而言，每小时工作的强度提高了，因为每天工作所需的热量总量增加了50%左右。[1]

这种生理因素适合于提高人体发动机的效率，尽快把能量摄入转化为劳动产出。在健康状况、饮食构成、服饰和住所等方面的改善都会对摄入能量转化为劳动产出的效率产生重大影响。传染病发病率的降低，提高了摄入能量中用于工作的那部分能量的比例，既因为节省了调动人体免疫系统所需的能量，又因为改善了肠道吸收营养素的能力，尤其是因为减少了腹泻所带来的能量损失。热力学效率也因饮食结构的变化而有所提高，包括从谷物和其他高纤维含量的食物转向糖和肉类食物。这些饮食结构的变化提高了摄入能量可用于代谢的比例（用营养学家的话来说，是提高了"热卡系数"的平均值）。服装和住所的改进也减少了由于身体热量散发造成的总能量的损耗，相应提高了热力效率。[2]

此外，发育迟缓但在成熟后反而健康的个体，他们今后罹患慢性病和过早死亡的风险在上升。换句话说，如果以工作引擎来考虑的话，这类人衰老得更快，并且在每个年龄段的工作效率也更低。现有数据表明，在

---

① Fogel, Floud, and Harris, n. d.; Fogel 1994.
② Dasgupta 1993.

1790—1980年间，英国人体发动机的平均效率提高了大约53％。自1790年以来大约50％的英国经济增长，似乎都能从工作所需的膳食能量的增加与膳食能量转化为劳动产出效率的提高所产生的综合影响中得到解释。[①]

## 从经济学角度阐释不平等的经济与生物医学计量之冲突

正如已经指出的那样，像人均收入、实际工资指数等一些衡量生活水平的传统经济指标，有时与体型、身体质量指数和预期寿命等生物医学指标之间会有抵触。在十九世纪后75年里，正如英国表面上发生的情况一样，劳动阶级的实际工资在增长，然而，他们的身高和身体质量指数却处在相对较低的水平，表明半个世纪以来几乎没有提高，对此我们如何理解呢？在1820—1860年间，虽然美国工人的实际工资一直保持不变，或者上涨，甚至有时候上涨得很快，但他们的身高和预期寿命却在下降，我们又该如何描述这样的工作状况呢？[②] 对

---

[①]　计算程序在 Fogel 1994 中概述，并且在 Fogel, Floud, and Harris n. d. 中体现得更详细。

[②]　Williamson 1976；David and Solar 1977；Gallman and Wallis 1992.

于那些生活在收入的 50%～75% 都用于食物消费的那个
年代的工人们来说，如果他们的营养状况和预期寿命都在
下降，那么由此认为他们整体的生活水平处在改善之中合
理吗？显然这些疑问都还没有得到解决，现在仍在积极调
查之中。[①] 也许到了应该对影响生活水平进程的新问题，
以及它们对不平等程度的影响进行深思熟虑的时候了，这
种不平等程度通过人体测量和人口统计数据显示出来。

如果十九世纪肆虐美国的霍乱和其他疾病与经济体
系的运行无关，是不可抗拒的自然力所为，那么他们就
不会为解决生活标准的争论而提出任何特别的问题。然
而，经济增长、疾病传播，以及随之而来的发病率和死
亡率的上升错综复杂地交织在一起。在美国南北战争期
间，国内人口迁徙不仅带来了高达 50% 的人均收入增
长[②]，而且也是这个时代传播霍乱、伤寒、斑疹、疟疾、
痢疾和其他主要致命性疾病的主要因素。[③] 人口密度的
增大与经济增长相伴而生，也提高了各种疾病的发病率，
提升了疟疾、肠道疾病和呼吸系统疾病的传播等级。[④]

因此，死亡率在 1790—1860 年间的上升表明，即使

---

① Barker 1994，1998；Costa 1993a，1993b；Kim 1993.

② Fogel and Engerman 1971；Gallman 1972；Easterlin 1975；McCutcheon 1992.

③ Boyd 1941；Ackerknecht 1945，[1952] 1965；Smillie 1955.

④ Ackerknecht 1945；Smillie 1955；May 1958；Kunitz 1983；New York State Board of Health 1867.

高疾病地区的工资率能够充分反映这些地区工人们因增加的生活风险而要求额外的工资补偿（经济学家称之为"贿赂"），下调仍然是必需的；这是因为，当只是作为生产成本时，国民收入核算方法仍将这种贿赂视为国民收入的增加。修正对未计量的死亡成本的核算，以及由此相应调整国民收入账户的不同方法，都会在注解中讨论。它们表明，实际工资在 1790—1860 年间看似是上升的，实际上很多都是假象，并且这些年平均实际工资表面上的增长需要减少至少 40%。[1]

———————

① 威廉姆森运用贿赂原则，利用高死亡率地区和低死亡率地区之间工资率的差异来衡量英国工业化（Williamson 1981a，1981b，1982）的负效用，重申了十九世纪在评估经济增长的短期和长期成本与收益方面的重要进展。争论由他的许多估计引起，涉及这类问题，如工人是否有足够的信息正确评估风险的差异，是否使用由威廉姆森用过的死亡率计量就足以精确测量工人在特定的职业和地区实际上经受的差异化风险，以及各种劳动力市场是否都处于平衡状态（或者它们都处在相同程度的不平衡状态）。解决这些问题无疑将极大地增进我们关于工业化给这些经历过的工人带来的好处和成本的了解。

有其他学者已经提出了计算死亡率修正的其他方法（Usher 1973，1980；Williamson 1984；Lindert 1986）。另一种方法仍由方程（1）提出，该方程由人力资本理论推导出来。

$$W_n = (i + \delta_n)V_n \tag{1}$$

式中，

$W_n$：工人在 $n$ 岁时的工资率；

$i$：资本的市场回报率；

$\delta_n$：$n$ 岁时人力资本存量的年折旧率（在 $n$ 岁和 $n+1$ 岁之间的死亡概率）；

$V_n$：生产一个 $n$ 岁的新工人的成本（被视为奴隶售卖的这类工人的长期均衡价格）。

对方程（1）求微分，可得出：

$$\overset{*}{W}_n = \emptyset \overset{*}{i} + (1-\emptyset)\overset{*}{\delta}_n + \overset{*}{V}_n \tag{2}$$

式中，

$\emptyset$：$[i/(i+\delta_n)]$；

（转下页）

到目前为止，我已经强调，人均收入指标夸大了经济增长的幅度，因为它没有从实际收入指标中除去生产成本。这种观点类似于西蒙·库兹涅茨（Simon Kuznets）修正支付警察工资的国民收入，因为犯罪不作为一种福利，而是一种城市生产的成本。[①] 然而，我们即使在十九世纪对平均实际工资进行了适当调整，围绕不平等计量趋势争论的方位也是模糊的；因为我们缺乏修正雇佣劳

---

（接上页注①）

方程中变量上的星号（＊）表示变量的变化率。

方程（1）和（2）表明，死亡率的上升导致了无论是"实际"工资（工资仅因物价水平而调整）还是"实际"人均收入的虚假增长。这是因为，实际工资和人均收入的传统计量方法并没有区分技术变革导致的工资上涨和人力资本更快消耗导致的工资上涨，而是将这两种上涨都视为人类福利的净增加量。方程（1）和（2）表明，死亡率的上升会引起工资上涨，不仅因为它们增大了 $\delta$ 值（劳动力中某人的死亡概率），而且也因为它们增大了 $V$ 值（生产一个新加入劳动力大军的人的成本）。死亡率越高，需要生产的新劳动力的数量就越多。当然，在出生到进入劳动力市场的所有其他年龄段，由于死亡者的额外支出，成本也相应增加。

$\overset{*}{\delta}$ 和 $\overset{*}{V}$ 的估值可以从图 1.2（参考 Fogel 1986）显示的预期寿命的下降中推导出来。这些数值表明，在 1790—1860 年间的 70 年里，死亡率的上升可能是造成按照传统计量方法测算出来的实际人均收入年均增长率的五分之二左右的原因。原则上，这个修正只是一个从适当的实施贿赂原则中获取的下界修正，因为不考虑痛失所爱者的心理成本，因为发病率的增加、生活质量的其他恶化以及工作能力都没有测量，而且还因为这隐含的假定是，工人对关于自己命运的风险是中性的。

前面的估值仅仅意在阐明，通过将生物医学变量更充分地纳入经济分析来计量收入的改善是可能的。目前进行的关于身高和身体质量指数的研究提供了更多的信息，超出了死亡率级数所传递的信息，因为这些变量与这些生活在不断变化的死亡率方案下的个体的生活质量有关。虽然根据方程（1）进行的计算意味着这种修正的幅度需要抵消死亡率上升对人均收入传统计量方法的影响，但它没有调整那些暴露于致命疾病的幸存者所经历的发病率上升的结果。考虑到仅能抵消环境恶化的医疗开支和各种投资，以及降低生存质量和降低幸存者劳动生产率的疾病，需要作出这样的纠正。关于身高和身体质量指数的数据承诺提供这样的调整（Floud 1984a；Costa 1998，1993a，1993b；Kim 1993；Steckel 1995）。

① Kuznets 1952.

动者各类收入必需的细节，而且也难以区分工薪收入和其他各类收入。然而，如果我们从不平等的传统的经济计量转向生物医学计量，这方面的面纱就渐渐被揭开了。英国的预期寿命数据显示，在十九世纪的大部分时间里，虽然下层社会的预期寿命一直保持不变，或者在某些地方下降了，但上流社会的预期寿命却大幅上升了。从工业革命开始到十九世纪末，上层和下层社会群体在人均预期寿命上的差距扩大了 10 年左右的时间。类似地，从拿破仑战争结束到二十世纪初的这段时间里，上层社会和下层社会之间的身高差距似乎也增大了。[①]

　　换句话说，生物医学数据使人们意识到，即使不是在十九世纪的大部分时间里，也是在很长时间里，上层社会和下层社会之间的不平等态势在不断扩大。这是一个不同于基于收入分配的计算的发现，基于收入分配的计算认为，在十九世纪的大部分时间里，英国人的收入分配一直保持不平等的状态。考虑到传统经济计量与生物医学计量之间的不一致，我倾向于得出这种论断，即与传统的经济计量相比，十九世纪的生物医学计量更多

---

① Floud，Wachter，and Gregory 1990.

地充斥着经济信息，至少在评估不平等的长期趋势方面是这样的。[1]

在诠释二十世纪动态的时候，似乎更为合理的是，对不平等的生物医学计量的偏爱大于传统的经济计量。以 1890—1930 年间的英国和美国为例，人的预期寿命急剧延长，英国增长了约 14 年（增长 31%），美国增长了约 16 年（增长 36%）。[2] 美国人的平均身高在同一时期里也增高了约 6 厘米。但是，无论是以英国为例，还是以美国为例，诸如收入分配最高的 5%或 10%的人所占的收入份额这类计量指标表明，在此时期，两国的不平等状况保持相对稳定，或者可能略有增加。[3] 十年萧条期的这种经历更加异常。在美国，1931—1939 年间的失业率一直在变动中，但从未跌破 16%。这个时期有一半时间，失业率在 20%～25%之间波动。然而，在 1929—1939 年间，预期寿命增加了 4 年，成年人的平均身高在

---

① 举个例子，考虑那些供应给上层阶级优越饮食的食物，以及那些减小它们暴露在疾病中的风险的住房。如果营养品是由一个完全有辨别力的垄断者卖给它们的，它们在改善健康方面所获得的好处就会包含在营养品的价格中。同样，由于他们住房的性质，富人所获得的额外健康福利的价值，既不能为建造房屋的劳动者所获得，也不能为销售他们具有竞争力产品的砖瓦工所获得，也不能完全为土地所有者所获得。由于具有可称为"与疾病之沼分离"的土地供应过剩，土地拥有者通常只能获得邻近的传统好处。

② Case et al. 1962；Haines 1979；U. S. Public Health Service 1963.
③ Williamson and Lindert 1980；Phelps Brown 1988；Perkin 1990.

此期间也增高了 1.6 厘米。[①]

这一似是而非观点的解决，取决于从 1870 年到第一次世界大战结束时所进行的巨额的社会投资。尽管这些投资在二十世纪二十年代和三十年代带来了大量可观的回报，但这些收益并没有计入这些年的国民收入中，并且一直到现在都还这样做。当然，我指的是在公共卫生和生物医学技术方面的社会投资，其最大的回报恰好是在投资完成之后。不仅生物医学研究领域的联邦直接投资（其在 1950 年以前保持适度）属于这一类，而且还包括应用于如下方面的投资，如以科学原则为基础建立的大幅扩张的医院网络的临床医学扩张、医学高等教育的产值翻两番及这类教育质量的提高，以及生物学、化学和疾病流行学知识存量的国际扩张。同样，像建设改善供水的设施、对牛奶进行提纯、开发有效的隔离系统，以及清理贫民窟，都属于这一类社会投资。

这里的关键不仅仅是这些收益经常被完全排除在国民收入账户之外，并且也完全被排除在实际工资的计量之外，而是即使当某些方面计算在内，也会大大低估它们，因为它们是通过投入而不是通过收益（即产出）来

---

[①]　U. S. Bureau of the Census 1975；Karpinos 1958. 对这些问题有些不同的观点，见 Preston 1975，Preston and van de Walle 1978，and McKeown 1976 and 1979。

计量的。此外，这些收益积累的结果与那些不高的收入不成比例。那些占据社会底层并从某些无法计量的特定收入形式中获得更多收益的人，在生物医学计量中显得可有可无，因为它们表明，在预期寿命、身高和身体质量指数方面，高收入阶层与低收入阶层之间曾经存在多么大的差距，但现在已经缩小了。[①]

到目前为止，对遗漏变量进行的讨论表明，在十九世纪期间，下层群体所取得的进步要比传统计量所显示的少得多，并且正如一些人所主张的那样，工人阶级的相对状况在当时的大部分时间里可能已经恶化了。二十世纪的影响恰好相反：遗漏变量造成低估了低收入阶层的绝对和相对收益。如果考虑到另一个遗漏变量——闲暇，那么你还会坚持这些结论吗？

尽管十九世纪美国和英国低收入阶层在闲暇方面赢得了一些让步，但是这一现象似乎并没有发生，一直等到过了十九世纪中叶后很长一段时间才发生。在1860—1990年间，工人每周工作时间大约减少了25个小时，也许在1890年之前其中有5～6个小时又不算了。此外，闲暇活动的范围也很有限，主要局限在酒

---

① 当代的评论家经常谈论社会阶层的差异，好像它们今天比以往任何时候都要大。这仅仅表明他们对历史流行病学家和人口学家的工作不熟悉。要了解详细内容，参见 Fogel 2000。

吧和教堂。一般来说，在戏剧、歌剧、芭蕾、音乐会、文学和视觉艺术方面的花销都太奢侈了，以至于穷人们很难轻易接触到。公共图书馆、电影、广播、电视等都主要是二十世纪的产物，虽然它们的前身在十九世纪就已经出现了。①

曾是美国国民收入账户主要设计者的库兹涅茨承认，由于这些账户中忽略了闲暇这一变量，导致大大低估了经济增长。他指出，如果以平均工资计算工人们每天增加的闲暇时间，那么人均收入将在二十世纪四十年代后期提高大约 40%。今天看来，这个数字将接近 120%。如果对每十分之一的收入分配进行这样的计算，那些处于最高十分位的人得到的闲暇要少得多，因为收入高的专业人士和商人的工作时间处于上十分位，更接近十九世纪每年 3 200 小时的标准，而不是现在中等收入阶层每年 1 800 小时的标准。在闲暇时间的多样性和质量方面，高收入阶层得到的改善还不如低收入阶层。然而，上流社会人士仍然偏爱那些最吸引人的奢侈娱乐——歌剧、音乐会、戏剧、文学。这种倾向以及他们每周更长的工作时间，意味着他们花在其他形式的闲暇活动上的时间要少

---

① 在这个计算和下一个计算里，我已经忽略了平均通勤时间可能发生的变化，因为自 1860 年以来，难以估计上下班需要的平均时间是增加了还是减少了。虽然平均距离可能已增大，但运输速度也加快了。

很多，而这些闲暇活动有着无法计量的最大收益。①

# 二十世纪不平等的明显下降

二十世纪与前两个世纪的记载形成了鲜明的对比。从衡量生活水平高低的每一项指标来看，诸如实际收入、无家可归者、预期寿命和身高，我们可以得出这样的认识：低收入阶层获得的好处要远远大于整个人口所享受到的，而且全社会总的生活水平也得到了改善。

"基尼系数"也称为"集中度"，这是经济学家最广泛使用的衡量收入分配是否平等的指标。② 这一指标在 0（完全平等）和 1（最大不平等）之间变动。例如，以收入分配连续时间最长的英国为例，在接近十八世纪初时，基尼系数大约为 0.65；在接近二十世纪初时，大约为

---

① Fogel 2000. 必须注意，不是所有的额外闲暇都已经被建设性地占用了。二十世纪，特别是最后几十年经历了像犯罪、毒品使用和安全威胁等无法估量的成本的急剧上升，大大抵消了无法估量的利益。

这一论点的另一个含义是，国际收入分配的不平等程度大于目前比较各国收入的各项公告所表明的程度。人类发展指数（United Nations 1990）可以通过明确承认预期寿命（但还没有达到发病率水平）和包括教育程度来克服其中一些不足之处。然而，有理由怀疑，学校教育本身是否充分反映了闲暇时间在数量和质量上的巨大差异。

② 身材和基尼系数之间显著相关，但是正如下面对身高和身体质量指数的讨论那样，人体测量法揭示了在基尼系数的变动中并不明显的福利的重要特性。

0.55；到 1973 年变成了 0.32。到那时，不仅英国，美国与其他富裕国家的基尼系数都已经触底了。[1] 这一指标表明，在 1700—1973 年间累积形成的收入分配不平等，有超过三分之二是在二十世纪才降下来的。这种不平等的大幅下降，加上英国人均实际收入的快速上升，意味着低收入阶层人均收入的增长要比中等收入阶层或者高收入阶层的人均收入快得多。[2]

预期寿命数据暗示了类似的结论。对于英国 1875 年出生的群体，英国精英阶层的平均寿命和英国总人口的平均寿命相差了 17 年时间。在英国人的预期寿命方面仍然存在社会差距，但如今最富裕阶层相对于其他人群的优势仅为 4 年左右。因此，大约四分之三的社会寿命差距已经消失了。结果是，低收入阶层的预期寿命从 1875 年出生时的 41 岁增加到今天的 74 岁左右，而精英阶层的预期寿命则从出生时的 58 岁增加到大约 78 岁。这是一个显著的进步。的确，在过去的 20 万年时间里，人类的预期寿命增加了两倍多。如果说二十世纪与过去有什

---

① 自从 1973 年以来，实际上所有富裕国家的基尼系数一直在上升，这些数据信息可以参见 Fogel 2000。

② 在大约 1690—1973 年间关于基尼系数的趋势的争论，见 Soltow 1968；Feinstein 1988；Williamson 1981a，1985；Lindert and Williamson 1982，1983；Floud，Wachter，and Gregory 1990。参见 Fogel 2000。

么不同的话，那就是低收入阶层的预期寿命极大地提高了。[①]

身高数据也表明了十九世纪不平等的严重程度。在拿破仑战争结束后，英国一个成年男性普通工人要比高收入阶层的成年男性矮 5 英寸左右。当前，英国的工人和精英之间在身高方面仍然存在差距，但这方面的差距只有 1 英寸。在瑞典和挪威，按社会阶层划分的身高差距事实上已经消失了，但这种差距在美国仍然存在。今天，对许多富国和穷国的统计分析表明，身高与基尼系数之间有很强的相关性。[②]

体重是衡量不平等的另一个重要指标。近年来，尽管人们非常重视减重问题，但正如世界卫生组织（WHO）反复阐明的那样，这个世界遭受营养不良和体重不足折磨的人依然甚于超重的人。尽管人们不应过度轻视营养过剩造成的危害，但重要的是必须认识到，即使是在像美国这样的富裕国家，营养不良也一直是一个重要问题，尤其是对贫困孕妇、儿童和老年人来说。

以荷兰为例，身体体格的持续提高主要由于过去几个世纪社会经济状况的巨大改善，而不是由于遗传因素。

---

① 男性的数据在 Case et al. 1962 中提出；Hollingsworth 1977；Hattersley 1999。

② Steckel 1995；Rona，Swan，and Altman 1978.

在十九世纪中期的荷兰，年轻的成年男性的平均身高只有 64 英寸。今天这一对应的数字是 72 英寸左右。仅仅经历四代人身高就增长了 8 英寸，这一定不能归因于自然选择或基因漂变，因为这一过程需要更长的时间跨度。也不能将其归因于杂种优势（杂交），因为荷兰人一直保持相对同种的族群，而且杂种优势对人类种群的影响无论在经验上还是理论上都非常小。因此，很难找到可信的理由来解释身高的快速增长不依赖于环境因素，特别是营养和健康状况的改善。这些环境因素似乎仍在起作用。身高仍在继续增加，虽然以较慢的速度进行，但在目前生物医学技术的条件下，各国尚未达到人类生物学极限的平均高度。[①]

无家可归是二十世纪衡量不平等显著减少的另一个指标。直到十九世纪中期，英国和欧洲大陆尚有 10%～20% 的人口是无家可归者，他们被官方归类为贫民和无家可归者。有关十九世纪美国的流浪和贫困率的估计值并不确定，但在那个世纪中间的几十年里，这些比率似乎都已经达到了欧洲主要城市的水平。今天我们谈到美国的无家可归者，讨论的是占总人口的比率在 0.4% 以下的那部分人口。今天许多无家可归者都是精神病患者，

---

① Fogel 1992；cf. van Wieringen 1986；Drukker 1994；Drukker and Tassenaar 1997；Schmidt，Jorgenson，and Michaelsen 1995.

他们被过早地从资金不足的精神病院中释放出来。剩下的还有许多人一直处在长期的贫困之中，而且缺乏当前就业市场足够的培训。[①]

英国在十八世纪下半叶推行了相对慷慨的济贫计划，马尔萨斯及其他人曾对这种计划进行过猛烈抨击，这是否给人一种毫无根据的印象，即政府的转移支付在造成乞丐和无家可归者数量的长期下降中发挥了重要作用？尽管在 1750—1834 年间英国对穷人的救济是相对慷慨的，但乞丐和无家可归者的数量一直在总人口的10％～20％之间波动。尽管由于 1834 年及其后的几年时间里颁布实施的穷人法造成了转移支付给穷人的国民收入比例大大减小了，但无家可归者的总人数在十九世纪晚期和二十世纪初期的这段时间里却急剧下降了。

事实是，在十八世纪和十九世纪的大部分时间里，政府转移支付并不能解决乞丐和无家可归的问题，因为问题的根源在于长期的营养不良。甚至在救济方案最慷慨的阶段，英国五分之一的最底层人口仍经历着如此严重的营养不良，以至于缺乏工作所需的适当水平的能量。[②]

---

① Cipolla 1980；Laslett ［1965］1984；Himmelfarb 1983；Soltow 1968；Lindert and Williamson 1982；Fogel 1987，1989，1993；Colquhoun 1814；Hannon 1984a，1984b，1985；Jencks 1994.

② Fogel 1997；Fogel, Floud, and Harris, n. d.

　　简言之，在十八世纪末期，即使那时靠进口补充，英国的农业也没有多产到足以为超过 80％的潜在劳动力提供足够维持连续体力劳动所需的卡路里。在十九世纪后半叶和二十世纪初，正是因为英国人的生产能力大幅度地提高了，才使得甚至连穷人的生活都能维持相对较高的热量水平。按照十九世纪通用的生活标准来衡量，只有当五分之一的最底层人口获得了准许他们连续工作所需的足够多的热量时，乞讨和无家可归者的数量才会下降到极低的水平。政府的主要方法就是通过颁布实施公共卫生计划方面的政策来推动这种进步。通过减少疾病的侵害，穷人摄入的热量更多地用到了工作上。

# 第三章　发展中国家的悲剧和奇迹

二战后，有两派力量开始围绕发展中国家长期营养不良的程度问题展开了辩论：一派是那些与联合国粮农组织（FAO）、世界卫生组织（WHO）和世界银行（World Bank）密切联系的研究者们，另一派是那些认为这些研究者对营养不良程度估计过高的批评者们。我将用FAWOB这个英文缩写来特指"与三大组织有关的研究者们"。

很少有研究者会认为那些与三大组织有关的研究者的估值太低，忽略这种可能性的其中一个原因是，他们倾向于假定：富裕国家的富人们在二十世纪中间的几十年里就已经达到了他们最大的遗传潜力，并且如果没有某些重要的遗传突变，生理机能就不可能进一步改善。在第二章中，我阐述了一种技术生理演变的理论来质疑上述假定。接下来，我想把技术生理演变理论应用到发展中国家大量有关健康和死亡率的问题中去。

## 慢性营养不良及其计量方法的认识变化

在二十世纪早期，营养科学还处在萌芽阶段。直到二十一世纪之交的时候，威尔伯·O. 阿特沃特（Wilbur O. Atwater）和他的合作者们才开始估算基础代谢产生的能量需求量。除了坏血病之外，直到第一次世界大战之后，科学家们才发现了由于特定营养物缺乏导致的疾病：1922 年发现维生素 D 缺失会导致佝偻病，1933 年发现维生素 $B_1$ 缺失会导致脚气病，1937 年发现烟酸缺失会导致糙皮病。[①]

随着第二次世界大战的结束，营养科学的发展已成熟到了这种程度，即它能对世界各国出现的各类营养不良问题进行询问并提供合理的答复。这项任务主要由联合国粮农组织承担，它通过一系列调查来检测

---

① Kiple 1993.

粮食供应情况，其中第六次调查于 1996 年完成。这些调查以建立国民食物平衡表为基础，由此能在许多国家估计出人均消费的每日卡路里总量。这类资料由家庭膳食调查数据进行补充，依据是家庭中的所有人消费的食物报告，时间范围从一天到几天不等。然而，食物日志通常显示的卡路里消费水平实际上要比国民食物平衡表低得多。这些估算食物消费的方法是否正确，成了争议的焦点。

对人均卡路里消费量的估算依据三类主要的证据资料：一是文件来源，如公共机构的食品津贴或遗赠权；二是个人或家庭的消费调查；三是国民食物平衡表。这三类证据中的任何一类都不可避免地存在缺陷。机构的食物分配或食物获取权的记录，通常不显示这些受助人的年龄和性别。个人食物日志和家庭消费调查的准确性取决于那些调查对象的记忆力的好坏（和坦诚程度）。国民食物平衡表是通过减去种子和饲料配额、加工损失、库存变化和净出口（正的或负的）来估计国民粮食供应，进而获得可供消费的剩余谷物和蔬菜。在使用国民食物平衡表时，不仅卡路里一定要精确计算出来，而且还必须把由于储存不善、食品加工和个别浪费所造成的损失计入估算的卡路里耗费量中。最近的新陈代谢研究表明，国民食物平衡表提供的平均卡路里摄入量要比食物日志提供的更为准确。[①]

环顾世界，努力对不同国家平均生理需求所需能量进行估算同样引起了争议。[②] 除了需要估算基础代谢所需的能量外，还必须估算维持自身所需的最小能量总数，以及完成不同任务所需能量的特定量。在一系列专家的磋商记录中，总结和综合了众多研究者们对这些问题的研究。这些磋商记录发表于 1953 年、1973 年和 1985 年，得出了对基础代谢、基本维持线和特定活动这三类能量需求有些矛盾的评价。[③]

二十世纪五十年代末，关于营养性疾病的概念开始发生重大转变，并一直延续到二十世纪七十年代中期。在此之前，营养性疾病仅限于那些由特定营养缺乏引起的疾病，如糙皮病、佝偻病和脚气病。一般营养不良问题在发展中国家非常普遍，它即使不受欢迎，也被看作是这些社会的正常特征。在二十世纪五十和六十年代，医生们、营养学家们和流行病学家们开始将严重营养不良

---

[①] 双重标记水的方法提供了能量消耗的代谢测量，已经表明食物日志系统地低估了平均食物消耗。国家食品资产负债表的结果与使用双重标记水法的结果接近。见 Schoeller 1990；Black et al. 1996；Black and Cole 2000。

[②] 建立了基础代谢的能量需求与特定气候条件及个体身高、体重和表面积之间的关系方程。例如，见 Quenouille et al. 1951。

[③] United Nations 1953，1973；FAO/WHO/UNU 1985.

定义为一种称为"蛋白质能量失调"（PEM）的疾病。[①]
在《第九期国际疾病分类》和世界卫生组织的出版物中，
已使用人体测量指标来界定蛋白质能量失调的程度。然
而，蛋白质能量失调概念的这些早期开发者们聚焦的不
是成人的身高和体重，而是 5 岁以下儿童的身高和体重。
对于这类儿童，他们强调采用体重低于年龄水平、体重
低于身高水平和身高低于年龄水平这三种计量方法。可
以把体重低于身高水平或身高低于年龄水平称作"发育
不良"，也可以把身高低于年龄水平称作"发育迟缓"。
二十世纪七十和八十年代的一系列研究证明，给定年龄
段的体重指数、对应身高的体重指数和对应年龄的身高
指数，都是预测 5 岁以下儿童发病率和死亡率风险的非
常有效的指标。[②]

　　或许，这一时期最重要的进步就是发现了传染病与
营养不良之间的协同作用。斯克林肖、泰勒和戈登
（Scrimshaw，Taylor，Gordon 1968）指出，虽然营养不
良会加重感染程度，但反过来，传染病也会增加营养不
良的严重程度。营养不良减弱了对传染病的抵抗机制，

---

　　[①]　营养不良的极端表现是"夸希奥科病"和"消瘦症"。这两种疾病都会对身体
组织带来严重伤害；夸希奥科病也以水肿为特征（Waterlow，Tomkins，and Grantham-
McGregor 1992）。

　　[②]　Sommer and Lowenstein 1975；Chen，Chowdhury，and Huffman 1980；
Billewicz and MacGregor 1982；Kielmann et al. 1983；Martorell 1985.

包括减少体液抗体（血液或组织液中的保护性物质）的生成，损害细胞介导的免疫能力（由白细胞等活性细胞介导的免疫），以及减弱吞噬功能（细菌和其他外来颗粒被细胞吞噬和消化）。相反，无论感染媒介的性质如何，都是通过增加营养物质的代谢损失而造成营养状况的恶化，进而导致降低食欲、减少吸收和转移营养物质来对抗感染。

营养不良诱使人们从正常状态转变为生病，加剧了对那些与三大组织有关的研究者采取的治疗慢性营养不良方法的批评。三条主要的批评路线出现了。第一，有一种观点认为，建构食物平衡表的方法严重夸大了富裕国家的营养消费水平（低估了食物配送和餐桌浪费造成的能量损失），并低估了贫穷国家可得到的营养物质（遗漏了非标准类食物）。第二，由于没有充分考虑营养不足的个体人群在多大程度上成功地适应了他们所处的环境，进而高估了营养不良的阈值。[①] 第三条批评集中在使用美国和英国的增长标准作为判断基础，以此衡量南亚和其他营养不良盛行的地区个人发育是否迟缓、身材是否消瘦。那句"小而健康"的格言很好地总结了这种

---

① 人们提出了大量的统计上的批评，针对用于确定营养不良的热量阈值的方法，以及使用家庭日记将营养不良的流行程度与收入水平联系起来的方法。见 Osmani 1992a；Srinivasan 1992；Dasgupta 1993。

反解释。①

# 技术生理演变对评估慢性营养不良的影响

　　使用那些与三大组织有关的研究者们采取的慢性营养不良计量方法遇到的困难是，他们的标准是以自二十世纪七十年代初美国人的体格，或二十世纪六十年代初及七十年代英国人的体格得出的身高和体重指标为基础的。无论是英国人，还是美国人，都没有声称他们的体格是最理想的。他们只是认为，这些指标代表了各自国家特定年龄段的身高、体重，以及身高对应体重指数的实际分布图。然而事实上，人们一直假定，在这些分布图上第 50 百分位是最优的指标。

　　英国人和美国人身高分布的第 50 百分位应不应该被视为发展中国家的标准？对批评与三大组织有关的研究者们的那些人认为，这样界定的标准太高了。然而，对印度儿童生长模式的研究表明，富裕的印度儿童特定年

---

　　① 参见 Gopalan, Payne, Osmani, and Srinivasan，尤其在 Osmani 1992b；也可参见 Sukhatme 1982。有争论的是，即使西方的标准没有夸大亚洲发育不良和浪费的程度，FAWOB 的分析仍没有解决变小的成本问题。那种矮个子更可能患病的证据受到挑战，正如和疾病严重程度相关的证据一样。关于高个子比矮个子生产效率低的说法也受到了质疑。

龄段的身高和体重分布与从美国和英国获取的对应年龄
段的分布非常相似。[①]

这一调查结果尽管很重要，但并不能解决这个问题。
它仅仅证实了，富裕的印度儿童成长所受到的环境约束
与那些在英国普遍存在的环境制约是类似的。这一调查
结果并未证明，相对于遗传能力而言，富裕的印度儿童
并没有出现发育迟缓，也不能确定英国人和美国人身高
分布的第 50 百分位是最理想的。

## 技术生理演变时代的问题透视

如果人体生理学是静态的，那么在贫困国家建立衡
量慢性营养不良的计量标准就不会那么难了。但是，如
图 3.1 所说明的那样，在过去两个世纪英国的生理学已
经发生了巨大变化。[②] 该图呈现了当前荷兰增长图的下
半部分，这是儿科医生用来评估特定年龄的儿童是否正
常发育的一种图。在 1748—1993 年期间，英国连续几代
男性青少年的平均身高都叠加在表格上了。可以看出，
随着一代代人的成长，青少年成长的平均轨迹也在向上

① Agarwal et al. , 1991.
② 荷兰的增长百分位数是根据 Roede and van Wieringen 1985 分析的 1985 年数
据计算的，并由 Eveleth and Tanner 1990 进行了报告。对英国青春期男孩的观察是根
据 Fogel, Floud, and Harris, n. d. 搜集的各种来源作出的。我要感谢 Floud 教授，
他搜集了这些观察。

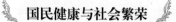

移动，尽管这种向上移动是参差不齐的。最大的增长发生在二十世纪。

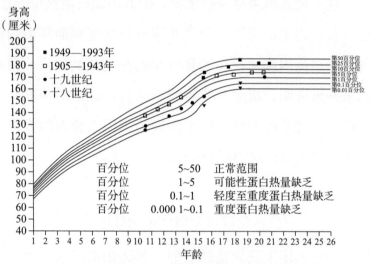

图 3.1　1748—1993 年英国男性青少年平均身高的
长期趋势相对于目前荷兰的增长曲线

资料来源：数据摘自 Roderick Floud。

　　显而易见，现在对印度营养不良严重程度的判断取决于选择图 3.1 中的哪条身高轮廓线作为标准。假设我们不是以二十世纪六十年代的英国身高轮廓线作为判断当前印度人身高的标准，而是以二十世纪二十年代那些数据作为判定标准，即仅处于当前荷兰人标准的第 5 百分位（见图 3.1）。现在再转而依据二十世纪二十年代英国人的标准，今天印度人营养不良的状况看起来就不是那么严重了，因为根据当前的荷兰标准，70 年前英国儿童的营养状况相对较差。即使是在二十世纪六十年代初期的英国儿童，也远远低于当前的荷兰标准。[1]

前面我之所以使用荷兰标准评估英国人的身高，是因为荷兰人目前是世界上身材最高的人，其成年男性的平均身高约为 181 厘米，比现在的英国和美国成年男性的身高要高出约 4 厘米。然而在 1860 年，荷兰男性在成年时也只有 164 厘米。同时，1860 年的英国和美国男性在成年时的身高也比现在要矮，但在 1860 年，英国人的身高要比荷兰人高 4 厘米，而美国人的身高要比荷兰人高 8 厘米。换句话说，在过去四代人中，所有这三个群体的身高都有了显著的增长。但是荷兰人的增长速度最快，部分原因是他们在十九世纪比英国人或美国人发育更为迟缓。[2]

需要注意的是，成年男性的身高是 164 厘米，这使得 1860 年荷兰成年男性的平均身高仍低于当前荷兰人身高分布的第 1 百分位线（见图 3.1）。换句话说，如果我们使用当前的荷兰标准，就会得出 1860 年的荷兰人和十九世纪八十年代的印度人都经历了类似程度的慢性营养不良折磨的结论。另外，如果我们使用 1860 年荷兰人的

---

[1]　差额大约是半个标准差。

[2]　英国人的数据参见 Floud, Wachter, and Gregory 1990；美国人的数据参见 Costa and Steckel 1997；荷兰人的数据参见 van Wieringen 1986。

身高分布作为营养状况良好的标准，那么将会认定二十世纪八十年代的印度人拥有良好的营养水平。

显而易见，用可以追溯到欧洲人严重营养不良时期的身高分布作为良好的营养水平是毫无意义的。当然，三四代之前都没有人意识到，当时的孩子身材或体重都处于中等水平，却严重营养不良，因为他们无法预测身高和体重会像现在这样增加。问题在于，按照未来流行的标准，当前的北美人、英国人以及其他西欧人是否仍然营养不良呢？我们能排除下个世纪这些人口的体格会像他们上个世纪那样增长的可能性吗？

## 技术变革和技术扩散的加速

为了回答上述这些问题，又引出了另外两个问题。一个问题关系到技术变革的过去和可能的未来。另一个问题是技术引致生理变化的过去和可能的未来。我在第二章中强调，在 1700 年以后，特别是在 1900 年以后，技术变革以极其巨大的加速度进行。

在过去两个世纪里，不仅生产技术发生了戏剧性的变革，而且现代技术的传播也大大加速了。十八世纪初，现代经济增长首先发轫于英国。直到十八世纪末，美国才开始发展现代经济。法国是在拿破仑时代之后才加入它们的行列中来。到十九世纪中叶，这个圈子已经扩展到荷兰、德国、瑞士、丹麦、挪威、瑞典、加拿大和澳大利亚。直到十九世纪末，日本、俄罗斯和阿根廷才开始走上现代经济增长的道路。对意大利和其他西欧国家来说，现代经济增长则被推迟到了二十世纪初。除日本以外，直到二战之后，现代经济增长才扩散到亚洲。

然而今天，占世界人口一半以上的亚洲和拉丁美洲国家（地区）是现代经济增长最引人注目的典范。从二十世纪五十年代初开始，首先是日本，接着就是"亚洲四小龙"（包括韩国、中国台湾、新加坡和中国香港），再就是中国、马来西亚、泰国、印度尼西亚、印度，以及来自东欧、亚洲和拉丁美洲等地区的其他十几个国家（通常被称为"新兴市场经济体"）。对这些国家（地区）来说，无论是GDP还是人均产值，都正以远超早期那些引领国家长期保持的速度快速增长。过去日本为这种模式树立了标杆，它的国内生产总值在短短40年的时间里增长了14倍，使日本这个土地贫瘠并以低水平发展为典型特征的国家一跃成为世界第二富裕的国家。在西方国家，这一巨大飞跃耗费了将近一个半世纪的时间。如法国是从

73

1820 年到 1969 年；英国是从 1820 年到 1967 年。[1]

## 工业进步与公共卫生的长期相互依存关系

高性能亚洲经济体（HPAEs）的高速增长在很大程度上归功于这些经济体拥有丰富多样的技术，远远超过那些早期引领国家所拥有的。诺贝尔经济学奖获得者西蒙·库兹涅茨和西奥多·舒尔茨（Theodore W. Schultz）强调，在第二次世界大战后欧洲经济的快速复苏中，技术储备起到了至关重要的作用。库兹涅茨还强调，一些技术如电力方面的突破，提高了各种活动的经济生产率。然而，特定用途的能源应用需要附加特定的技术创新，例如分马力电机将电力传输到能以各种速度运行的机器上，真空管能接收无线电信号，第三轨道和架空电力线使车辆能运行。某一行业实行的化学研究路线，如新纺织染料的开发、新的钢铁反应剂、新的食品防腐剂、面粉的强化，以及煤转化为纺织品，往往为边缘工业中不可见的应用提供了基础，并促成了许多新的化学分支的出现。[2]

---

[1]　Maddison 1995.

[2]　Landes 1969，1998.

## 城市化和公共卫生

水净化和废物清除的技术在发展中国家这些城市中的快速传播是一个很好的例子，与它们在领导工业革命的欧美国家中痛苦的缓慢扩散形成了鲜明对比。由于城市规模超过了现有的供水、污水清理和住房供给的能力，十九世纪城市快速发展的最初影响就是导致发病率和死亡率的上升。在十九世纪下半叶，在净水运送和废物清除方面，像伦敦、巴黎、纽约这样规模庞大的城市需要在液压设备上，以及在由各种不同材料合成的用来输送水、排出废物的管道上和新的施工技术方面有重大进展，借此修建长距离隧道、修建运河和水库、修建污水处理场和处理垃圾的焚烧炉。像纽约这样的城市就聘请了一些化学专家来定期对水的含量进行采集分析。在 1871 年年度报告中，纽约市的化学专家们报告了在住宅生活用水中发现的杂质，包括铅，因为当时许多街道都铺设了铅管。当被问及铅的含量时，化学专家们回复说，铅的主要替代品是涂有锌的铁管，而且他们怀疑摄入微量的铅比摄入等量的锌对人体的影响更糟糕。[①] 直到半个多世纪过去了，化学专家们才对铅的危害作出了正确的评估，接着更长的

---

① New York City Department of Health 1871, pp. 315 – 316.

时间过去之后，他们才能评估人体所需要的锌含量。[1]

我们仍然需要时间和工业经验来解决这样的问题，即直接将废水和污水倒回河里，或者倒进化粪池，是否的确不如污水处理和沙子过滤？在第一次世界大战前的40年时间里，婴儿和儿童死亡情况的反常变化使评估工作陷入了混乱，许多人认为，死亡率的反常变化与不同城镇卫生项目的性质无关。当专家们争论各种不同的选择时，他们经常嘲笑对方的观点，而政治家们则担心，公众能否容忍那些只有一小部分家庭愿意购买的极其昂贵的项目。例如，在二十世纪之交法国的许多城镇中，只有不到10％的家庭认购了纯净水的运送或废物处理的新方法。[2]

沼泽排水往往是由城市无序扩张及农产品需求激增带来的令人意外的副产品。例如，在十九世纪最后的几十年和二十世纪早期的几十年时间里，俄亥俄州沼泽地的排水问题是由于农田成本的不断上涨，这使得沼泽土地的恢复成为一项有利可图的事业。疟疾流行率的下降是个意想不到的好处，这非常值得期待，土地开发商即使把这种好处确实与他的事业联系起来了，也没有从中得到什么。同样，甜菜糖或烟草种植面积的迅猛扩张，

---

[1]　Warren 2000；Aggett and Comerford 1995.

[2]　Goubert 1984.

以及牛肉、猪肉和（后来）鸡肉生产投资的增加，都是对市场力量的回应，并非实行了健康改善计划的结果。[①]

当发展中国家进入快速发展的城市化阶段时，西方国家发挥了它们可以学习借鉴的实验室作用。因此，第二次世界大战之后，发展中国家各个城市的迅速扩张非但没有像欧洲和美国在十九世纪那样成为改善健康和长寿的障碍，反而促进了各自国家人口的长寿。[②]

## 食品生产的技术进步

死亡率在全球范围持续下降和伴随而来的人口加速增长，对粮食供应产生了不小的压力，加之第二次世界大战造成的大规模粮食短缺，加剧了粮食供应不足的局面。在二十世纪五十年代和六十年代，死亡率出现了新的下降，其中下降最快的是在亚洲，这在一定程度上是由战后大规模的根除疟疾和食品补充计划推动的。印度、斯里兰卡等国人口的飞速剧增，加上有时与粮食援助有关的当地农业

---

① U. S. Bureau of the Census 1975；Raper，Zizza，and Rourke 1992.

② 平均预期寿命在发展中国家比欧洲工业国家增长快得多，例如在印度，平均预期寿命从 1930 年的 29 岁增长到 1990 年的 60 岁。同样幅度的增长在英国和法国需要两个半世纪的时间。发展中国家死亡率的急剧下降对人口出生造成了巨大冲击，反过来导致普遍担忧食物供应赶不上人口增长以及工业化将受阻。然而，这些预言没有一个得到证实。（Carr-Saunders 1964；World Bank 1992，1993；Wrigley and Schofield 1981；Keyfitz and Flieger 1968，1990；Weir 1989；Dubin and Lotka 1936；Kuznets 1971. See also Kelley and Williamson 1983.）

生产的无序，为后续的灾难拉响了警报。那种关于人口增长导致"马尔萨斯式"的饥荒问题迫在眉睫的说教，从二十世纪四十年代孟加拉国大饥荒中得到了佐证，这场饥荒最初归咎于庄稼歉收。直到二十世纪八十年代，人们才知道实际上孟加拉国饥荒和其他粮食灾害都是由于粮食分配体系的崩溃，这种崩溃往往是由不正当的政府政策导致的，而不是由真正的粮食短缺带来的。[①]

事实上，在二战后的几十年时间里，虽然亚洲人口增加了一倍，但在种子培育、旱作技术、肥料改良、新作物以及可开垦土地的扩张方面的进步，使得世界粮食供应量大幅度增加了。不仅农业生产已经跟上了过去半个世纪发生的人口爆炸的步伐，而且在过去的几十年里，世界人均粮食消费量事实上也在不断提高，大概每年增加0.6%。[②]

---

① Sen 1981.

② World Bank 1992，Table 28.

我要感谢洛克菲勒大学的杰西·奥索贝尔提供了联合国粮农组织计算的下面的数据（http://apps.fao.org/）：

**1961—2000年粮食供应每年的变化**

|  | 人均每天卡路里（%） | 人均每天蛋白质（克） |
|---|---|---|
| 谷物 | 0.56 | 0.50 |
| 动物 | 0.78 | 0.92 |
| 总计 | 0.59 | 0.61 |

而且，同一时期人均谷物的重量每年已经增加了0.46%，质量加权生产指数每年也上升了0.66%，这表明，高质量蛋白质的消费，如肉、鸡蛋和乳制品，已经超过来自谷物（小麦和黑麦等）的低质量蛋白质的消费。尽管人均可耕种和永久作物的公顷数每年减少1.46%，但这些增长仍在发生。正如奥索贝尔指出的那样，这种在食物供应上的进步证明对动物蛋白比对卡路里的收入需求弹性更高（private communication，30 Nov. 2002）。

78

# 在制定慢性营养不良标准中的
# 技术生理演变考虑

1965—1989 年期间，全世界人均膳食能量的可用量增加了大约 400 卡路里，这一事实并不意味着已经有效解决了贫穷国家长期存在的营养不良问题。印度的食物消费水平仍低于十九世纪中期西欧普遍的水平。无论是从维持最低水平的热量和蛋白质摄入量来评估，还是从人体测量标准来看，大约 15％的全球人口正在遭受慢性营养不良的折磨仍然是事实。[①]

在二十世纪八十年代初，人们的确曾认为，指责那些与三大组织有关的研究者们的标准过于夸张似乎令人信服，但事实证明，这种说法是毫无根据的。在估计平均热量消耗方面，膳食调查比国民食物平衡表更为可靠的说法是不真实的。新的测算实际代谢量的方法，如双重标记水法，已经表明膳食调查实际上低估了约 25％的卡路里消耗量。因此，和以前假定的相比，国民食物平衡表是衡量平均热量消耗，尤其是评估长期趋势的更好

---

① FAO 1996.

标准。这些新方法也推翻了统计学家苏克哈特米（P. V. Sukhatme）和其他人的论点，即由于忽视了个体之间的差异（在个人饮食中食物消费的日常变化是正常的），因而低估了热量分布的差异，所以慢性营养不良的分界线应该再提高数百个单位的卡路里。[1] 代谢分析已经表明，热量分布的差异压倒性地受个体之间在食物摄入和体力活动水平上的变化的影响。而且，在能量摄入和体力活动都受到控制的情况下，个体之间的差异是无关紧要的。

### 未考虑到技术生理演变

事实上，由于没有考虑到技术生理演变，那些与三大组织有关的研究者低估了慢性营养不良的严重程度。正如我前面所指出的，最近的一些研究表明，即使是在热量供给充裕的国家，以一定时段内死亡率或慢性病发生率最小化时的身高和身体质量指数为特定年龄段的最佳标准，总的平均体格似乎仍然未达到最优水平。此外，即使在这些富裕国家中，营养状况和死亡风险的趋势也存在重大差异。图 3.2 说明了这一点。

---

[1] Sukhatme 1982；cf. Black and Cole 2000；Black et al. 1996.

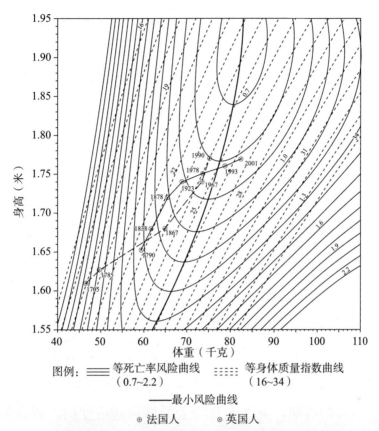

**图 3.2　反映挪威 50～64 岁男性与身高及体重相对死亡风险关系的
"瓦勒尔面"，叠加了 1705 年以来 25～39 岁法国人和
英国人的身高和体重估值**

注：Fogel 1997 的文章简要描述了用于估算 1780 年英国相关点数据的
步骤；后续的更广泛的解释见 Fogel, Floud, and Harris, n. d. 该图取代了
之前所有发表过的版本。

资料来源：法国：1705 年、1785 年、1867 年和 1967 年数据见图 2.4；
1990 年身高数据来自 Cavelaars et al. 2000；在 Rolland-Cachera et al. 1991 的
文章中，1990 年的身体质量指数被假设与 1980 年的相同。英国：1790 年的
数据源自 Fogel, Floud, and Harris, n. d.；1838 年、1878 年、1923 年、
1978 年的数据源自 Floud 1998, Table 6；1993 年和 2001 年的数据源自英国健
康调查（见 Tables 4，5，and 6，http://www.doh.gov.uk/stats/trends1.htm）。

在图 3.2 的"瓦勒尔面"中，叠加了从 1705 年到
2001 年间的几个时期里有关法国人和英国人平均身高和
体重的粗略估值。1705 年，与英国人相比，法国人不仅
身材矮得多，而且他们的身体质量指数值也低了不少。
在十九世纪，法国人的身体质量指数值赶上了英国，到
1867 年开始反超，但他们的身高仍然比英国人矮了几
厘米。1867—1967 年期间，法国人的身高仍低于英国
人，然而这一差距在逐渐缩小，并且法国人的身体质量
指数值已经超过了英国人。直到二十世纪中叶之前，英
国人的身高优势已经超过了法国人在关乎死亡风险的身
体质量指数上的优势。在 1967 年之后，法国人的身高增
长得相当快速，其身体质量指数值更接近理想水平，主
要因为更高的身高、更低的身体质量指数值都是理想的。
在同样的时期，英国人身高上的增长是适度的，但他们
的身体质量指数值增长得如此迅速，以至到 2001 年，他
们的身高就已经远远超过了最佳水平。因此，到二十世
纪九十年代，从身体构造来看，英国人与体型有关的死
亡风险已经超过了法国人。虽然他们的身高基本相同，
但是由于英国人的身体质量指数值超过了最佳水平，因
此他们在死亡风险方面处在不利的位置。

因此，图 3.2 说明了技术生理演变如何战胜过去几
个世纪的严重营养不良。但是，这样做也产生了一个新

问题：营养过剩。食物变得如此便宜，以至肥胖不再是富裕的象征，反倒成为意志薄弱的表现。"瓦勒尔曲线"或者"瓦勒尔面"会一直随时间的推移而变化吗？现在就充满信心地回答这个问题还为时尚早。目前正在进行的工作是根据发病率与死亡率参数构建"瓦勒尔曲线"或"瓦勒尔面"，这些数据来自 1890—1930 年期间的联盟退伍军人。对子样本数据（如图 1.2 所示）的初步分析表明，反映这些男性身体质量指数和死亡率的曲线与挪威男性的曲线非常相似。[①] 另外，图 3.3 为这样的假设提供了一些支持，即在技术生理演变的影响下，有关身体体型指标的最佳标准可能会发生非常缓慢的变动。该图按照婴儿出生体重的不同，体现了三类人群的围产期（指从怀孕 28 周到产后一周这一分娩前后的重要时期）死亡率。拥有相对高大体型的美国母亲们所生的婴儿，其围产期死亡率最低的出生体重约为 3 500 克。但对于拥有相对矮小体型的加纳和印度母亲们所生的婴儿，其围产期死亡率最低的出生体重降至约 2 600 克，恰好超过了美国危险的小婴儿体重水平。

---

① 顺便说一下，这种发现并不否认那种认为身体质量指数的瓦勒尔面的左半部分主要是因为抽烟的主张，因为抽烟在十九世纪九十年代比今天要更常见。

金（Kim）考察了国民健康访问调查在 1982—1992 年间所作的一系列调查。尽管这些结果对曲线拟合方法很敏感，但他断言：对于给定高度的最优体重曲线，这些年来似乎一直是稳定的（Kim，1995）。

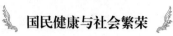
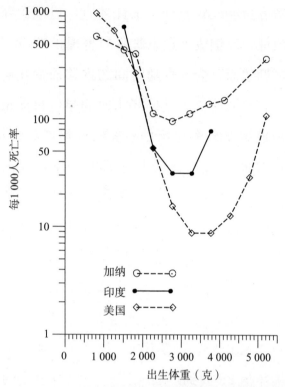

图 3.3　加纳、印度和美国按出生体重计算的围产期死亡率
资料来源：Hytten and Leitch 1971.

　　上述发现可能影响着对第一阶段死亡率长期下降原因的相关解释。一些研究者已经呼吁人们要关注在特定年龄段中的死亡率变化，这可能表明病原体和人类宿主之间的平衡关系发生了变化。尽管这种转变已经归因于人类病原体毒力的下降，但目前还没有掌握评估这种可能性的足够证据。然而，这部分总结了最近的生理学研究，并提出了一种新的路径，借此病原体和人类宿主之

间的平衡可能已经向有利于宿主的方向转移。除了免疫
系统运行得到改善之外，组织恢复能力的增强，包括神
经系统运行的改善，都一致提高了重要器官在病原体攻
击下存活的能力。这一过程可能是协同的，因为免疫系
统运行的改善也许已经与其他重要器官恢复力的增强形
成了交互作用。这种可能的协同作用使人们对这样一种
观点产生了怀疑，即因为一个人当前似乎吃得很好，所
以营养不良不会影响到流感、水痘或伤寒等疾病造成的
结果。因为过去的营养不良，要么在子宫里就有，要么
是后天造成的，都已经使重要器官功能退化了，所以即
使他们现在吃得很好，这些个体可能还是更容易遭受这
些传染病的侵蚀。

## 使用国家卫生统计中心或英国标准的意义

与南亚的同龄人相比，尽管在美国和英国的儿童和
成人活得更长，并且更少生病，但对"瓦勒尔面"研究
的结果表明，目前美国和英国的最终身高和身体质量指
数值可能仍不是最理想的。[①] 当然，对任何社会而言，
存在的问题是：男性平均身高能否达到190厘米？虽然

---

① 随着后代身高的增加，他们在图 2.4 中最优身高线上的位置将逐渐向低风险
水平移动。

还没有任何社会达到这个平均数，但现在谁也说不准将来的情况会是怎样的。正如生活在 1800 年的人们一样，他们无法预测在随后的两个世纪里欧洲人的身高会增加这么多。[①]

为了评估欠发达国家的营养不良程度，继续使用国家卫生统计中心（NCHS）的标准是可行的。但我们应该明白，这类标准可能不反映所有通过营养改善和其他环境进步带来的生理改善。在进一步分析之前，值得我们探讨的一个临时改变就是将荷兰增长曲线作为国际标准，因为荷兰是迄今为止在营养状况方面取得最大改善的国家。[②]

### 生理资本与适用性争论：衡量经济增长的意义

图 2.4 清楚地表明，身体大小的变化已成为人类适应低的能量水平的主要方式之一。问题的关键不仅仅是，身高和身体质量指数会随着人均粮食供应量的增加而增加，而且体型大小的增加和减少也反映出影响生活质量

① 在荷兰、美国和一些其他国家，人身高增长速度的放缓并不必然意味着长期增长到了尽头，因为正如图 1.2 所阐释的那样，过去发生的这些减缓，甚至是逆转，都没有表明长期增长的终结。

② 根本没有强有力的证据否认这种假定：当今荷兰人和美国人的身高之间的差别主要由于技术生理演变，而不是遗传因素。在十九世纪六十年代，荷兰成年男性的平均身高比美国男性少了 8 厘米，并且荷兰人直到第二次世界大战后才超过美国人的平均身高（van Wieringen 1986）。

和生产能力的生理能力的变化。因此，当传统农业技术太低效，以至于不能维持人们高大的平均体型时，它也限制了人们获得生理资本的能力。在1800年盛行的农业技术条件下，法国人不可能达到与现代人体型大小相关的生理能力。如果1800年法国人的平均体型与现在一样高大，那么就没有足够的能量来进行粮食生产，因为基础代谢需要所有可得到的能量。

历史地来看，谈论身体消瘦或发育迟缓是不是当时一种合适的适应形式是没有意义的，因为除此之外，当时没有其他选择。事实上，只有当粮食生产效率比十八世纪高效得多的时候，才使供养体型高大的人群变成可能。也只有在这种条件下，所有个体才能够普遍有机会选择更多的能量、更多的工业品以及更多的非食品性商品。

图2.4和图2.7表明，对于身体而言，为了确定生产率是否与身高有正相关关系，仅通过使用断面数据（特定年份生成的数据）是无法计量那些消瘦和发育不良的个体为适应食品供应不足所付出的代价的。这些断面的程序没有考虑到生理资本在整个生命周期中的下降速度。由于发育不良会加速人类生命周期中生理资本的折旧速度，所以平均起来，产出的贴现率要低于断面得出

的结果。[1] 在一个特定的年龄段里，即使仍是劳动力的矮个子，在生产能力方面也和高个子一样强；然而，由于身体的残疾或死亡，那个年龄段退出劳动力队伍的矮个子们要比高个子们多。[2] 因此，这忽略了那些已经不再是劳动力的群体成员，造成在计量经济学研究中存在抽样选择的偏误。即使是那些显示身高或身体质量指数值对产出有积极影响的研究也会低估这方面的影响，除非它们考虑到了遗漏的调查结果。

同时，图 2.4 和图 2.7 也指出了我们经常忽视的另一个问题。为了平衡生理资本中的折旧率，那些身材矮小的个体比那些身材高大者需要更高的身体质量指数。例如，为了平衡中年时期保持身体健康的概率，身高 165 厘米的人需要的身体质量指数值要比身高 181 厘米的人高出 25％。而且，当死亡风险相同时，矮小者的身体质量指数值要大于高大者的身体质量指数值。所以，图 2.4 和图 2.7 意味着，通过节约基础代谢的能量来适应营养不良，要求提高生理资本的折旧率。实际上，通过体型变化适应粮食供应不足的实质，是在权衡是否有必要为增加生命周期死亡风险而进行当前的代谢需求。例如，为了节省食物，身高为 165 厘米的男性通过降低

---

[1]　与 Dasgupta 1993 比较。
[2]　见 Costal 1996；Lee 1995。

5％的基础代谢需求减掉了足够的体重，但他的死亡风险却会增加 15％。

图 3.4 和图 3.5 都是由约翰·金构建起来的，用以描述被那些经济学家称为"健康资本"的这个迄今为止被忽视的方面。在这种情况下，"瓦勒尔面"被阐释为"健康生育"面。在某种程度上，人们可以通过养育有更高大身材和更高身体质量指数值的孩子们来获得更加良好的健康状况。图 3.4 描绘了健康生产的体格有效区间。这一有效区间由两条加粗的线与等发病率曲线相交而成，右边的轨迹在前面已经介绍过。它是连接每条等发病率曲线最小点的曲线，我之前称之为最佳重量曲线。它是斜率为零的等发病率曲线上所有点的轨迹。

左边界为斜率从负值变为正值的健康等产量曲线上所有点的轨迹。根据生产经济学理论，有效生产只发生在等产量曲线中斜率为负的那部分区域。根据这一理论，约翰·金预言，良好的健康状况的生产水平通常不会发生在斜率为正的等产量曲线上，因为有可能产生一个特定的健康状况水平，通过沿着等产量曲线向下移动来获得更少的营养资源，即向与等产量曲线相切的点垂直移动。

在图 3.5 中，约翰·金指出，他的预测的确适应了国家范围内汇总上来的数据。它表明了这些显示 1990 年

国民健康与社会繁荣

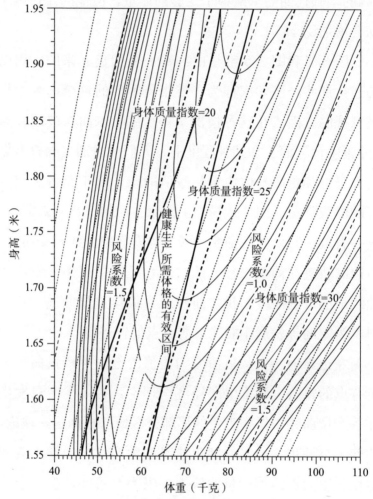

**图 3.4　在 45～89 岁的挪威男性死亡率的"瓦勒尔面"中的健康生产的体格有效区间**

资料来源：Reprinted from Kim 1996，p. 89，with the permission of the author.

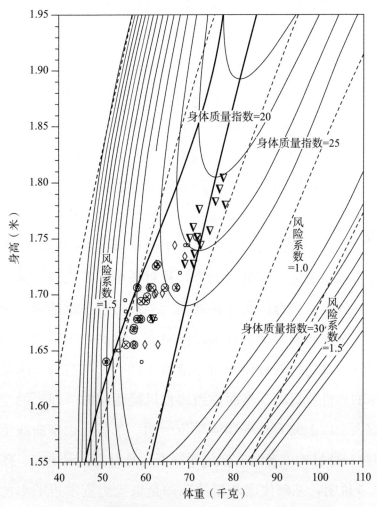

图例：⊗：非洲及中东
　　　▽：欧洲和北美
　　　○：亚洲及大洋洲
　　　◇：中南美洲

**图 3.5　1990 年 140 个成年男性的平均身高和体重**

资料来源：Reprinted from Kim 1996，p. 90，with the permission of the author.

在 140 个国家中成年男性平均身高和身体质量指数值的
点。除少数国家外，其余大部分国家均处于有效区域内。
在欧洲和北美地区，只有 5 个富裕国家位于有效区域的右
边，同时在亚洲和非洲地区，有 3 个贫穷国家位于有效区
域的左边。值得注意的是，图 3.5 还提供了生理资本与
经济增长之间存在关联的截面证据：非洲和中东的贫穷
国家位于西南象限，而欧洲和北美的富裕国家则落在东
北象限。

图 3.6 提醒人们注意另一个经常被忽略的问题。为
了平衡生理资本中的折旧率，身材矮小者要比身材高大
者具备更高的身体质量指数值。早前值得注意的是，为
了平衡中年人维持身体健康的概率，身高为 165 厘米的
男性需要达到的身体质量指数值实际上比身高为 181 厘
米的男性要更高。然而，当死亡风险相同时（即当两个
或两个以上的人身高和体重位于同一条等死亡率曲线上
时），身材矮小者的基础代谢率要比身材高大者更高。图
3.6 说明，基础代谢能量的节约是以人力资本折旧率的
增加为代价的。因此，通过体型变化适应粮食供应不足
的实质，就是权衡当前代谢的需求和生命周期中的发病
率与死亡率风险两者之间孰轻孰重。[①] 的确，在图 3.6 所

---

① Fogel, Floud, and Harris, n. d.

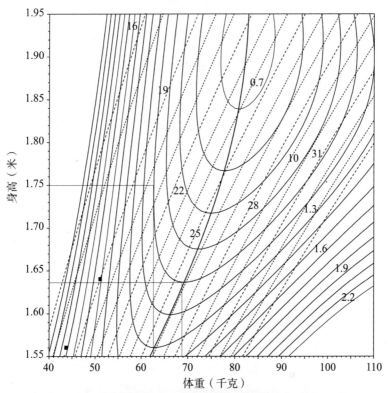

**图 3.6　两类情形下 50～64 岁挪威男性的身高
和体重相对风险的等死亡率曲线**

注：小的黑色方块显示身高和体重减少 5％对死亡风险的影响。大矩形
表示，由于长期的身高在下降，身体重量的增加要求冲抵增加的死亡风险。

证明的例子中，为长期（数十年）适应粮食供应下降的
情况，人们使自己的身高和身体质量指数值降低了 5％，
这会导致死亡风险提高 19％。从短期来看，这种调适只
会表现在体重的增减方面（身高保持不变）。如果必要的
体重下降大约 14％，会使死亡率上升 35％。因此，短期

调整比长期调整具有更高的风险，这主要是由身体比例的变形引起的。①

　　作为一名芝加哥经济学家，我忍不住要指出，就像发生在其他情形下的许多事情一样，在以发育迟缓或者消瘦的方式进行身体的适应性调整上，天下根本没有免费的午餐。

---

　　① 计算年龄在 30～60 岁之间的男性，原始的身体质量指数为 19，身高为 164 厘米，假定热量摄入的减少完全是基于基础代谢率（即用于工作的能量）减少了，而基础代谢率最初占总能量需求的 60%。用来计算基础代谢率减少的方程见 FAO/WHO/UNU 1985，Table 5。另一种更精确的方程见 Quenouille et al. 1951。风险变化计算见 Fogel 1993，Table A2。应注意的是，在身高和身体质量指数方面下降 5% 意味着体重下降 14%。在这种情况下，身高和身体质量指数显示的调整为对食物供应减少 4% 的均衡回应。然而，如果工作中需要的能量没有降低，基础代谢率减少 7% 是必需的。

# 第四章 二十一世纪远景展望

一个幽灵正在困扰着经济合作与发展组织（OECD）国家。与二十世纪发生的情况不同，当时困扰它们的是贫穷和阶级斗争的幽灵，闲暇只是非常富有的阶层的特权，穷人只能夜以继日地辛苦劳作，才能挣到足够的钱来购买少量的食物、衣服和简陋的住所。在 1890 年，退休是一种非常罕见的现象。几乎所有的工人都是临死的时候还在劳动。而今天，劳动人口的半数都能够在 50 多岁时退休，由丰厚的退休金供养起来。

对于今天处在这种形势下的许多政治领袖来说，要实现改革家们一个世纪前的梦想，是一种潜在的灾难。随着在 1945—1965 年生育高峰出生的这代人现在即将退休，人们正面临这样的抉择：要么违背之前做出的退休承诺，延迟退休年龄；要么提高年轻一代工人的税收。因此，现在困扰经济合作与发展组织国家的幽灵不是阶级斗争，而是代际冲突。

## 技术生理演变对工作和消费的影响

这场危机是如何产生的？简单的回答是技术生理演变。在过去的这个世纪里，技术生理演变使平均的退休时间增加了 5 倍，活到退休的人群的比例提高了 7 倍，以及那些仍然是劳动力的人可享有的闲暇时间总量增加了近 4 倍。

既然技术生理演变仍然在不断发展，那么健康状况、预期寿命、人均收入也会继续提高。与这些变化相伴生的是消费结构的改变。一个世纪之前，经济合作与发展组织国家中普通家庭超过 80％的收入花费在购买食品、衣服和住所方面。今天，这些商品的支出占比不会超过消费支出的三分之一。许多人对这方面的变化感到吃惊，并且他们担心的最近消费结构的其他方面变化，特别是制造业作用的下降，可能预示着经济和社会的衰落，以及国家命运的逆转，这不仅是出于对已经衰落产业的浪漫眷恋，而且也由于这些产业就业的下降。[①] 其实早在十九世纪末，类似的心态就已经非常普遍。但那时农业的衰落和工业的崛起成了关注的焦点。那些把美好生活等同于农业的人害怕走进城市和工业时代的生活。现在，正是服务型社会的生活加剧了人们的焦虑。[②]

## 工作时间和时间用途的变化

在一天 24 小时里，只有 14 小时可供自由支配，因为每天必须用 10 小时来满足人体生理上的睡眠、饮食和至关重要的卫生需要。最近，这类改变个体利用自由支配时间的方式已经以政治问题的形式出现了。工作时间的减少、失业率的上升以及类似"工作要结束了"的威胁，引发了人们的焦虑情绪，尽管还有另一种看待这些现象的方式。[③] 表 4.1 第 5 行表明，在二十世纪里，美国男性劳动力平均每天的工作量出现了不寻常的下降。[④] 它也预测了将来每天的时间分配，隐含的意思是，到 2040 年，自由支配的日子将有一半以上的时间用来进行

① 关于二十世纪晚期对工作时间减少的焦虑，见 Rifkin 1995 和 Aronowitz and DiFazio 1994。他们和大众媒体的众多作者一道，把工作时间的减少归因于技术故障。工人们正被机器取代。政界人士和评论人士加剧了这种焦虑，他们将增加就业带来的收入视为解决养老金和医疗问题的办法。

② Fogel 2000.

③ Rifkin 1995；Aronowitz and DiFazio 1994.

④ Fogel 2000.

闲暇活动。到那时，人们一年中用于工作的平均时间将会从1 730小时减少到只有1 400小时（这一时间在 1880 年是3 100小时），平均每周工作时间缩短到 30 小时，带薪假期多达 30 天，病假有 14 天。

表 4.1 　　　时间用途的长期趋势：普通男性户主平均
　　　　　　　每天按小时划分（基于 365 天的工作年）

| | c. 1880 年 | c. 1995 年 | c. 2040 年 |
|---|---|---|---|
| 1. 睡觉 | 8 | 8 | 8 |
| 2. 吃饭和必要的卫生 | 2 | 2 | 2 |
| 3. 做家务[a] | 2 | 2 | 2 |
| 4. 工作通勤[b] | 1 | 1 | 0.5 |
| 5. 工作[c] | 8.5 | 4.7 | 3.8 |
| 6. 生病[d] | 0.7 | 0.5 | 0.5 |
| 7. 小计 | 22.2 | 18.2 | 16.8 |
| 8. 闲暇时间[e] | 1.8 | 5.8 | 7.2 |

　　a. 包括砍柴、铲煤、修理院子和围栏等等，还包括工具维护、园艺、编织和缝纫，以及照顾儿童和老年人。这些被称为"家务劳动"的部分，现在大部分叫做"自己动手"和"劳力平等"。

　　b. 以农场工人为例，所谓的工作通勤表现为从他们居住的小屋走到工作场地。

　　c. 在 1880 年左右：按每年3 109小时计算。假定每周工作 64 小时，假期 7 天，病假 18 天。在 1995 年：按每年1 730小时计算。假定每周工作 37.5 小时，假期 28 天，病假 14 天。在 2040 年：按每年1 400小时计算。假定每周工作 30 小时，假期 30 天，病假 12 天。

　　d. 1880 年和 1995 年的病假天数是以美国数据为根据，假设生病仅发生于可自由支配的 14 小时区间。

　　e. 包括闲暇活动的往返旅行时间。在 1880 年，每年按 365 天测算，一个 7 天长假若按每天 14 小时的自由支配时间计算，则会产生每天约 0.3 小时的闲暇时间。1995 年每天对应的这一数字为 1.1 小时，2040 年为每天 1.2 小时。

　　资料来源：Fogel 2000.

在 1880 年，与男性一天的工作相比，妇女的工作时间稍微显得更长，甚至在某些方面会更辛苦。有证据表明，在 1880 年，女性每天的工作时间可能要比男性长 15 分钟，相当于每天工作时间可能为 8.75 小时，或者以每年 365 天计算，每年的工作时间为 3 200 小时左右。①

由于家务劳动的机械化、单个家庭的小型化及精制食品销售的结果，今天未就业的普通已婚女性平均每天需花费 3.4 小时用于做家务劳动；如果她上班工作了，做家务劳动的时间将下降到 2.1 小时。然而，作为员工，女性劳动力平均每天的工作时间大约为 4.6 小时。因此，如果将"工作时间"与"家务劳动时间"合并，男性和女性每天总的工作量大致相等，而且都享受到了比过去更多的闲暇时间。主要区别在于，女性的收获完全来自家务劳动时间的减少，而男性的收获则主要来自雇佣劳动时间的下降。②

到目前为止，我一直对"工作"和"闲暇"这两个术语作了一种宽泛的区分，尽管这些术语的意思已经不准确，而且很快就会过时。实际上，当这种区分被指出来的时候，那时每周大多数人都要花费 60～70 小时进行

① Davidson 1982，chap. 9.
② Robinson 1988；Moffit 1968 - 92.

体力劳动，而且也打算与英国的上流社会人士，或者与被索尔斯坦·凡勃伦（Thorstein Veblen）称为"有闲阶级"①的美国贵族们进行的这些高尚活动作比较。然而，不应认为这些有闲阶级的成员们都是一些游手好闲之徒。在青年时期，他们是学生和运动健将；在成年时期，他们是勇士；在中年和晚年时期，他们是法官、部长、议员、主教、地主、种植园主、商业巨头、其他高级官员以及艺术赞助者。无论他们做什么，都是为了追求快乐，因为他们如此富有，以至挣钱不是他们关心的问题。

因此，闲暇并不是懒惰的同义词，而是指一种值得期望的成就形式，或者是一种工作方式（"工作"在这里可以理解为生理的范畴，而不是经济学范畴）。正如乔治·萧伯纳（George Bernard Shaw）所说："劳动是做我们必须做的事，闲暇是做我们喜欢的事，而休息是什么都不用做，同时我们的身体和思想从疲劳中恢复过来。"② 现在在某种程度上，并且将来更是如此，平均每周的工作时间将会下降到 28 小时，退休年龄通常会从 55 岁开始，这些术语将失去其贬义。工作越来越意味着在赚取收入压力下的平均劳动，无论这种劳动是脑力劳动还是体力劳动。同时，闲暇将意味着纯粹的自愿活动，

① Veblen［1899］1934.
② Shaw［1928］1931，p. 91.

有点英国绅士或凡勃伦所指代的美国有闲阶级的特征，尽管它有时候也能带来收入。为避免混淆，我保留了"工作"一词使用中的生理学含义，这种活动需要高于基础代谢率和基本维持线的能量。主要以谋生为目的的活动，我称之为"有酬工作"。纯粹是自愿的、偶尔也会产生一些收入的活动，我称之为"自愿工作"。

对有酬工作来说，不仅每天的工作时间，而且每周的工作时间都已经缩短。在人一生可自由支配的时间里，用在有酬工作上的占比已经更快地缩减。表 4.1 并没有反映这种事实，即现在开始成为劳动力的平均年龄要比 1880 年延后了 5 年；工作一年的假期天数有了大幅增加，或者对今天那些退休之后还能活 20 年的人来说，平均预期退休的时间比 1880 年长 11 年。[①]

因此，与许多公众舆论相反，尽管人一生可自由支配时间的总量大幅增加了，但在过去一个世纪里，用于谋生的人生可自由支配的时间大约减少了三分之一（见表 4.2）。在 1880 年，四分之三的自由支配时间是用来谋生的。今天，最大的那部分时间（59%）正用在做我们喜欢的事情。到 2040 年，似乎可能的是，接近 75% 的自由支配时间用在了做我们喜欢的事情上，尽管由于

---

① Lee 1996.

人的寿命持续延长带来了自由支配时间的进一步大幅
增加。

表 4.2　　　　　一生可自由支配时间的分布动态预测　　　　单位：小时

|  | 1880 年 | 1995 年 | 2040 年 |
|---|---|---|---|
| 1. 一生可自由支配的时间 | 225 900 | 298 500 | 321 900 |
| 2. 一生有酬工作的时间 | 182 100 | 122 400 | 75 900 |
| 3. 一生自愿工作的时间 | 43 800 | 176 100 | 246 000 |

　　注：可自由支配时间不包括睡眠、饮食和重要的卫生活动所需的时间，每天用于完成这部分事项的平均时间是 10 小时。可自由支配时间从劳动力的平均入职年龄开始算起，包括家务劳动时间、通勤时间以及有酬工作所花费的时间。在 1880 年，成为劳动力之后预期寿命为 41.9 岁，1995 年为 53 岁，2040 年为 62 岁。当时在 1880 年成为劳动力时，预计工作年数为 40.1 年，1995 年为 40.3 年，2040 年为 33 年。

　　资料来源：Fogel 2000.

　　为什么有那么多人想要放弃有酬工作，难道他们不想让自己赚钱购买更多的食品、衣服、房屋或其他商品吗？这个问题的答案部分取决于二十世纪非凡的技术变革，它不仅大大降低了一般人获得粮食供应所需要的劳动时间，而且房屋、衣服和大量耐用消费品的价格（扣除物价因素）如此便宜，以至今天的人们为满足总的物质消费所需要的劳动时间，比生活在 1880 年的人一生唯独需要的粮食消费量要少得多。

　　的确，我们现在已经变得如此富有，以至我们不仅在生活必需品的消费方面正接近饱和状态，而且就连我们最近一直认为是奢侈品的消费，甚至是二十世纪前三分之一期间曾仅作为未来梦想的商品的消费，也快要饱和了。现在，美国平均每户家庭拥有将近两辆汽车，几乎每个达到驾驶年龄并且驾驶技术够好的美国人想开车就有车开。以电视机为例，平均每人拥有 0.8 台电视机（平均每户拥有 2.2 台）。对于一些像收音机之类的商品，我们似乎已经达到了超饱和状态，因为现在每个耳朵就有一台以上的收音机（平均每户拥有 5.6 台）。其他许多耐用消费品的饱和度也是如此之高，以至于就连美国最贫困的五分之一的家庭也都充分拥有了这些产品。[①]

所以，在第二次世界大战后的几十年里，作为家庭耐用消费品积累的时代，推动了许多制造业的发展，而那个时代很大程度上在美国已经结束，未来美国大部分耐用消费品的购买将用于置换和新组建的家庭。[②]

关键不仅仅在于，我们过去那些曾用于界定生活水平和生活质量的商品在家庭拥有量上已经达到了饱和状态，而且还在于生产这些商品所耗费的劳动时间已经大幅度下降了。总而言之，现在要比以前更易于生产这些用来承担 80％以上家庭消费的商品，不仅商品种类更丰

---

① U. S. Department of Labor, Bureau of Labor Statistics 1994；U. S. Bureau of the Census 1996，pp. 623，723.

② U. S. Department of Labor, Bureau of Labor Statistics 1994；U. S. Bureau of the Census 1994；Edmondson 1996；U. S Bureau of the Census 1996，p. 623.

富、质量更好，而且总的耗费量还不到以前所需要的市场或家庭劳动力的三分之一。[①]

## 废除标准工作时间

第二次世界大战后，已婚妇女们开始大规模地涌入劳动力市场，这是朝着废除每天和每周固定的工作时间迈出的重要一步。[②] 已婚妇女们常常更青睐于那些具有兼职性质的工作。许多妇女更喜欢能够在一段时间里持续工作几个月，接着再休几个月的长假，同时休假期间也不必担心再回来时的工作机会。

无论是男人还是妇女，越来越多的工薪阶层都期望得到这些新的有弹性安排的工作，他们向往那种有酬工作压不倒的生活。对这些人来说，尽管金钱和社会地位很重要，但他们满足于过着这样一种生活方式，即强调家庭生活的价值观、时光共享、精神价值和健康生活。1995年底，一项民意调查显示，在此前的5年时间里，美国工薪阶层中有48%的人或者减少工作时间、拒绝晋升、减少承诺、降低个人的物质期望值，或者搬到一个更安静的地

---

① U.S. Department of Labor Statistics 1959；U.S. Department of Labor, Bureau of Labor Statistics 1994；Cox and Alm 1998.

② Goldin 1990.

方。[①]　这些员工考虑的问题是时间，即享受他们拥有的这些东西的时间、与家人共度的时间、了解生活全部内容的时间，以及挖掘精神层面生活意义的时间。[②]

在二十世纪八十年代中期，大多数公司带着偏见去看待这种非传统的工作安排。现在，各种各样的美国公司都已经把这种可选择的工作安排作为人力资源政策清单的一个部分，它们提高了企业的生产率，减少了缺勤率、跳槽率和办公的空间成本。到二十世纪九十年代下半期，这些调查定期报告顶级的商业公司为维持其在当前市场上的竞争力，不得不参与解决员工的家庭和多样化问题。[③]

在过去的四分之一世纪里，尽管户主个人用于有酬工作的年度平均时间有所下降，但自 1969 年以来，由丈夫和妻子组成的家庭在投入有酬工作方面的总时间增加了24％。[④] 这些增加的时间主要集中在黄金工作年龄段，它们也是这些夫妇提前为退休筹措资金的主要方式之一。

那么，提高在退休和健康方面的消费支出而不是增加在商品上的消费支出有什么好处呢？在经济富裕国家，

---

① 　Marks 1995.

② 　Shellenbarger 1997；Graham and Crossen 1996.

③ 　Bohl 1996；Capowski 1996；Peak 1996；Scott 1996.

④ 　Moffut 1968—1992；U. S. Bureau of the Census 1994；Robinson and Godbey 1997；cf. Schor 1991；Hochschild 1997；Lee 2000.

它的好处就是提供消费者们最想要的东西。它的好处是，不主张仅仅因为这样的消费会保持工厂产量增长，而让个体必须每周增加 10 小时或是一生中要额外增加 20 000 小时的有酬工作时间，以便生产他们想要的更多食物或耐用品。其中的关键是，闲暇活动（包括终身学习）、自愿工作和医疗保健都属于二十一世纪新的增长型产业的范畴。就像十八世纪和十九世纪早期的农业所起的作用那样，也像制造业、交通运输业和公用事业在十九世纪末和二十世纪的大部分时间所起的作用那样，它们将推动我们这个时代的经济扩张。

日益增长的医疗保健服务需求，主要不是因为这方面价格体系出现了扭曲，而是因为医疗干预功效的不断增强。通过比较表 2.1 中疝气这一行第 2 列和最后一列的数据，我们明显可以发现自 1910 年以来在这方面取得的进步。早在第二次世界大战之前，一旦得了疝气，就患上了一种永久性的并且经常感到极度痛苦的疾病。然而，到了二十世纪八十年代，在那些曾经得过疝气的退伍军人中，疝气治愈率达到大约 75%。在这 70 年里，类似的进步在泌尿生殖系统疾病这一列中也显示出来了，表明那些曾患有这类疾病的患者中，已有四分之三治愈了。在其他方面，医疗干预也已经很有成效，包括控制高血压和减少中风发病率、骨关节切除手术、替换膝关节和髋关节、治疗白内障，以及各种用于减少骨质疏松与心脏病发生率的化学疗法。[①] 正是医疗干预的成功，加上收入的增加，一起促成了人们对医疗服务需求的大幅增加。

## 自我实现的机会

今天，普通人有时间享受那些在一个世纪前只有富人才能承担得起的舒适生活。这些快乐生活开阔了人们的心胸、丰富了人们的精神世界，并使人们摆脱了有酬工作带来的许多乏味。它们包括旅行、体育运动、欣赏艺术表演、教育，以及与家人共度时光。

今天，人们越来越关心他们生活的意义。在1880年，世俗的自我实现并不是普通个人考虑的问题，为了得到生活所需的食物、衣服和住所，他们整天几乎完全忙于赚钱，并且得到的承诺在天堂。然而，50年后，也许甚至更早点的时间，当生产力的进步使得只需今天所需劳动力的一半就能生产丰富的商品时，生活意义的问题以及其他自我实现的问题可能会占据人生自由支配的

---

① Manton 1993；Manton，Corder，and Stallard 1997.

国民健康与社会繁荣

大部分时间。

这些体现在表 4.1 和表 4.2 中的展望包含的意思是，依照传统的定义，那些到 2040 年仍在继续工作的人将每周拥有超过 50 小时的闲暇时间（自愿工作），平均的退休年龄（全职自愿工作的开始，或是结束定期的有酬工作）将从 55 周岁左右开始，全职自愿工作的平均时长将是大约 35 年。[①] 经济合作与发展组织国家将会有特定财力来为那些曾经一直被视为奢侈性的大量闲暇活动买单，同时还能为额外的 7 年或 8 年生活提供高质量的医疗保健吗？

假设经济合作与发展组织国家的国民平均收入将继续以每年 1.5％的速度增长，那么为这些增长的需求提供财力的资源将是充裕的。这是一个温和的增长速度，远低于自二战以来长期经历的速度，并且也远低于过去 15 年经历的增长速度。[②] 以一个新的普通美国家庭为例，这个家庭于 1995 年组建起来，男主人年龄 20 岁，女主人的收入约为男主人的 36％（即女主人是兼职工作）。[③]从男主人和女主人成为劳动力的那一年算起，每年储存

[①] 甚至在家庭中，无论丈夫还是妻子都是劳动力，现在总的劳动时间（在市场上和做家务）实质上少于一个世纪前。而且，工作时间最多的家庭（统计在 50～54 岁之间）往往为了提前退休而放弃了目前的闲暇时间。

[②] Maddison 1991，1995，2001.

[③] Fogel 2000，Chap. 5.

相当于他们年收入 14.7％的费用备用，到 55 岁退休时，这样的一个家庭就可以积累到这笔必需的储蓄金，而他们得到的养老金相当于生命周期峰值收入的 60％。这笔养老金将使在 55 岁退休的人员能够保持他们退休前的生活水平，其实际收入现在仍然排在最富裕的五分之一的家庭之列。

靠额外储存 9.8％的收入备用，家庭就能购买高质量的医疗保险，这些保险将覆盖整个家庭，直到孩子们（2 个）成为劳动力，并且还将覆盖父母从退休到 83 岁（假定是老年群体的平均死亡年龄）期间产生的所有医疗需求。另外，再储蓄 7.8％的收入，就能让父母有钱资助其子女接受 16 年的教育，并获得名校学士学位。[①]

我前面所描述的就是亚洲和拉丁美洲的一些新兴工业化国家最近引入或正在考虑的这类福利基金计划。[②] 这些储蓄将投放到运行稳健的基金上，比如像美国大多数大学为其院系全体员工认购的美国教师退休基金会（TIAA－CREF）发行的基金。这些养老基金可以由政府、私营企业或合资企业来管理。唯一的必要条件是，这些资金应投向由政府和私人证券组成

---

① 见 Fogel 2000，Appendix 5D，这个例子建立在这样的计算基础上。

② Iyer 1993；Poortvliet and Laine 1995.

的回报率可观的投资均衡组合包，并且不受无关的政治压力的影响。与投资美国教师退休基金会发行的基金一样，也可以允许个人在适当的范围内选择投资机会。

这个例子的关键点是，预期的实际资源足以支付人们提前退休、高质量教育的扩大和日益增长的高质量医疗保健水平的费用（我假定，到 2040 年医疗支出将增加到占国民生产总值的 21％左右）。与现在普通的家庭相比，那时普通工人家庭仍然将大体上有 68％的更大收入用于其他形式的消费。因为在家庭的生命周期内，那时将只需要更少的工作时间就能满足食物、衣服和住所的消费水平，这部分时间在退休前能下降到有酬工作时间的 20％左右，众多家庭还将能提高他们耐用消费品和住房的积累速度，或者增加他们在这些消费品如旅行、娱乐和教育方面的支出，或者降低有酬工作的时间，或者在 55 岁前退休。①

我在模型中提出的问题就是：如何实现当前政府税收和支出制度的现代化？当前，接近一半的税收实际体现为延期收入或强制储蓄。在这些情况下，政府不会为了自身利益而筹钱，而只是起到中间人的作用，以便确

---

① Fogel 2000，Appendix 5D.

保个人所需要的以后使用（如退休后）的资金预留出来用于明确的目的，并且随后当需要的时候再返给家庭。这种由美国政府扮演的特殊形式的中间人非常奇特。政府不是以个人的名义设立账户进行储蓄，而是将这些资金转移到一个早先延迟消费的人那里。同时，它向现在的纳税人承诺，当他或她准备退休时，政府将会找到新的纳税人以便兑现承诺的资金。在正常情况下，经济合作与发展组织国家的政府都卓有成效地发挥着这类形式的中介作用。例如，美国政府管理社会保障体系的花费还不到总支出的 0.6%。[①]

撇开那种给人们造成的个人储蓄事实上就是税收的印象不谈，现行制度存在的问题是：它的运作极易受严重的政治冲击影响。因此，延迟收入得到的储蓄回报率非常易动，如果他们现在投资于像 TIAA - CREF 发行的基金，通常未来得到的回报率会低得多。此外，现存制度容易受出生率和死亡率波动的影响，这些波动已经造成了金融危机，并引起公众对政府承诺的怀疑，由此臆测政府没有能力提供这笔假定为后来退休收入、医疗保健或教育留出的资金。

如此看来，这场危机并不在于国家为退休期的延长、

---

① U. S. Social Security Administration 1997.

医疗保健的改善和教育的扩大提供资源，而在于为这些服务提供融资的不妥当的制度。在很大程度上，这场危机是由历史事件导致的。在第一次世界大战前建立了最初的社会保障制度，目的是实现分类转让。当时这种转让的水平是温和的，为老年人提供的仅仅是果腹所需的食物。一般来说，不要指望这类善款会用来偿付住房或其他生活必需品的费用。此外，在这类群体中，只有那些有望活得足够长时间的极少一部分人才有资格领受这些福利，而且这类补助的平均持续时间预计也只有短短几年。在这些情况下，对总人口中最富有的 5% 的人口征收 1% 或 2% 的税收就足以为这类补助方案提供资金。为了维持政治稳定，普鲁士和英国的富人们也有意承担了这笔费用。[1]

然而，在二十世纪的历史进程中，预期寿命的大幅度提高以及生活水平的不断提升，导致退休时间变得比以往长得多，而且退休后的生活水平也高得多了。在这种情况下，政府不再通过高度集中的课税方式为这样的补助方案提供资金了。为了维持更昂贵的养老金制度，政府不得不将税收扩大到整个劳动人口。在这样做的过程中，社会保障制度就从再分配计划转变为强制储蓄的

---

[1]　Birch 1974.

制度，但对大多数参与者来说，这类制度在性质上的转变是模糊的。

实现退休、医疗和教育这些本质上是自我融资项目的现代化，从目前不可持续的融资制度转变成以公积金形式出现的更加透明的强制储蓄，这并非一蹴而就。[①]以马来西亚为例，如果公积金正处在新建阶段，经济合作与发展组织国家就不会遇到任何特别的问题。要求当前所有劳动人口把他们收入的 32％放在类似于 TIAA - CREF 的账户中，以便以后用于特定的目的。尽管目前实行社会保险制度的富裕国家也可以这样做，但这意味着它们将面临支付给这些旧制度下的救助者们以数万亿美元的沉重债务负担的现实。公然违约是不道德的，而且在政治上也是不可行的。尽管如此，由于人口因素和无法阻挡的提前退休运动，必须对这种旧制度进行一些必要的调整。

这个问题是代际公平问题中的一个。据估计，现在通过在全国范围内征收 10％的销售税，并一直持续到那些需要支付旧的社会保障和医疗保险基金的最后一个人去世为止，按照这种方式，美国完全有能力建立公积金制度，并且有可能兑付旧制度下所有个体的债务。[②] 换

---

① 与《2002 年总统经济报告》作比较。

② Fogel 2000；cf. Kotlikoff 1996.

句话说，这种新税是当今最大的税收种类，而且将在下一个世纪逐渐消失。这一做法的困难在于，它把最大的经济负担放在了现在这代人身上。把这些债务分散到数代人身上很可能是可取的，以便最大限度地避免出现把改革的成本强加到特定的某代人身上。将这些债务负担分散开的方法就是转移到新制度上来，目的是以政府债券的形式筹借到这笔必要的资金，接着这些债券将随着分散到几代人头上的税收而逐步收回。

这类不让个体充分利用他们创造的多余资源的问题纯粹属于行政管理的问题。它们可以通过几种方式来解决，即没有强迫尚在劳动的个体放弃延长的闲暇时间、退休期延长、对他们自己及其子女教育的加强，以及由现代医学所带来的所有好处。

为了证明经济合作与发展组织国家的经济拥有允许提前退休、扩充的教育和扩大的医疗保健的潜在资源，我将把这一分析聚焦在普通（中等或平均收入）家庭上。不幸的是，一些家庭的收入如此之低，以致储蓄32％的收入仍不能提供足够的公积金，以便维持这些家庭体面的退休生活、医疗保健和教育。这不是国家资源不足的问题，而是社会不平等的问题。通过税收和补贴方式实现从富裕家庭到穷困家庭的收入再分配，这种不平等可以不断得到缓解，纠正这些不平等不需要限制退休或医疗保健。

自我实现需要身体健康和大量的闲暇活动。技术生理演变的进程正在满足这些条件。但是，自我实现还需要回答 2 000 多年来拥有闲暇时光的人们一直思考的这个问题：个人如何充分发挥其潜能？技术生理演变使这一探索能够从人口的一小部分扩展到几乎全体成员。虽然那些退休的人将有更多的时间去探讨这个问题，但即使是对那些仍工作着的人来说，无论是在他们的职业范围内还是在职业范围外，也都有充足的闲暇去寻求自我实现。[①]

这样分析的意义在于，无论是政府还是私营部门的决策者，现在都需要审视这些现行的政策，它们关系到那些为满足对自愿工作不断扩大的需求而设立的机构的及时发展。有些人可能认为，为了提供追求自我实现的解决方法，现在就推测人类活动产生的新形式是不成熟的。尽管如此，我相信其中一个解决办法就是终身教育，即这种教育的目的不是职业培训，而是提供更好地了解我们自己及我们所处的世界的途径。我们需要的东西不只是现存的大学和其他形式的成人教育的扩张。我们需要创造的是一种全新的教育形式，

---

① Laslett 1991；Lenk 1994.

它不仅要满足人们的好奇心，而且也要满足人们对人生真谛的渴求，以便把娱乐活动同陶冶情操和社交活动结合起来。我相信，同最基本的物质需求一样，对我们自身及所处环境的了解欲望是人类最基本的发展动力之一。而且，随着人均收入的增加以及生活必需品和耐用消费品成本的持续下降，个人和家庭将会在服务方面花费甚至更大的收入份额，以便改善健康、扩充知识和提升精神境界。①

## 医疗保健负担持续下降的前景

在二十世纪的高收入国家中，环境的改善，连同生物医学技术的进步，共同促成了慢性病患病率的显著下降。通过比较 1910 年前后 65 岁及以上退伍军人和二十世纪八十年代中期同龄退伍军人的患病率，表 4.3 证实了美国在这方面所取得的进展。表 4.3 显示，即使剔除医疗干预措施带来的影响，在 75 年的历史进程中，不同时期的老年人群的患病率也下降了 29％～52％。但是对于像泌尿生殖系统与中枢神经系统、内分泌、代谢、血

---

① 一旦考虑到质量问题，那么医疗保健质量和医疗服务效率的提高事实上都降低了医疗保健的价格。同样，互联网也降低了获取信息的成本。

液病等这些疾病来说，其中两种的患病率在二十世纪八十年代中期比 1910 年还要高。

表 4.3　1910 年到二十世纪八十年代中期老年退伍军人在医疗干预措施实施前后选定的慢性病患病率的年下降率（%）

| 病变部位 | （1）1910 年患病率 | （2）二十世纪八十年代中期医疗干预措施实施之前的患病率 | （3）医疗干预措施实施之前患病率的年下降率 | （4）二十世纪八十年代中期医疗干预措施实施之后的患病率 | （5）医疗干预措施实施之后患病率的年下降率 |
|---|---|---|---|---|---|
| 肌肉骨骼系统 | 67.7 | 47.9 | 0.4 | 42.5 | 0.6 |
| 消化系统 | 84.0 | 49.0 | 0.7 | 18.0 | 2.0 |
| 泌尿生殖系统 | 27.3 | 36.3 | ＋0.4 | 8.9 | 1.5 |
| 中枢神经系统 | 24.2 | 29.9 | ＋0.3 | 12.6 | 0.9 |
| 内分泌、代谢或血液循环 | 90.1 | 42.9 | 1.0 | 40.0 | 1.1 |
| 呼吸系统 | 42.2 | 29.8 | 0.5 | 26.5 | 0.6 |

注：＋表示患病率的增加。第 2 列中的"医疗干预措施实施之前"指的是对现有慢性病的干预，而不是阻止慢性病发生的干预，就像使用青霉素预防风湿性心脏病的发作一样。

资料来源：Table 2.1.

医疗干预措施降低了所有这 6 种疾病的患病率。在慢性消化系统和泌尿生殖系统疾病方面，这样的医疗干预措施特别有效，两者的患病率分别下降了 60％和 70％。以肌肉骨骼、循环系统和呼吸系统的疾病为例，医疗干预的主要作用是减轻了这些症状的严重程度，而不是彻底治愈了。各种医疗干预措施治愈了这些小疾病，或是仅仅缓解了症状，通常都能通过推迟死亡进而延长慢性病的持续时间。换句话说，医疗干预似乎还有增加某些疾病持续时间的讽刺效果。

在二十世纪的历史进程中，目前尚不能确定环境改善和医疗干预措施是缩短还是延长了慢性病的总体平均持续时间。初步分析表明，二十世纪初男性主要慢性病的平均发病年龄要比二十世纪末早得多：平均来说，以关节炎和呼吸系统疾病为例，发病年龄要早 11 年；以心脏病为例，发病年龄要早 9 年；以肿瘤为例，发病年龄要早 8 年。[①] 但对二十世纪八十年代后期 50 岁的老年人来说，他们的预期寿命延长了 5 年左右的时间，部分抵消了这方面的影响。

把这种患病率的下降划分为环境影响和医疗干预影响是相当复杂的，因为早期的营养和其他生物医学损害对中老年人罹患慢性病的概率有长期的影响。尽管长期以来学者一直怀疑在某些特殊疾病中存在这种生命周期效应，但是直到最近，他们才收集起来了与这些相互联系有关的大量证据。从二十世纪八十年代开始，直到九十年代，将成年、中年和老年慢性病与子宫和婴儿状况联系起来的纵向研究越来越多地被报道出来。然而，目

① 计算的是从联邦军队和健康与退休研究样本中获取的未公布的数据；也可参见 Bell, Wade, and Goss 1992。

前尚没有搞清楚早期营养不良及创伤影响慢性病发作等待时间的确切机制，但是，这样推测似乎是合理的，即在细胞快速成长阶段所受的环境损伤可能对重要器官产生了持久的损害。

到二十世纪八十年代初期，已经建立了在怀孕期间饮酒和吸烟与胎儿中枢神经系统损害之间的这些关联。尽管早在 1968 年就提出过这种观点，但直到二十世纪九十年代，累积起来的证据才证实了怀孕期间的酗酒和吸烟行为会对婴儿中枢神经系统功能造成永久性的损伤。一些新的研究还发现，孕期缺碘及婴儿期严重的中度缺铁也都可能导致永久性的神经损伤。

在研究早期人体器官损伤与之后阶段慢性病发作之间的联系方面，影响最深远的研究就是由南安普敦大学（University of Southampton）英国医学研究委员会的环境流行病学小组开展的。在对大量出生记录样本进行研究的基础上，这些样本与中老年人的医疗记录相联系，他们报告说，冠心病、高血压、中风、Ⅱ型糖尿病和自身免疫性甲状腺炎都始于孕期或婴儿时期，只不过直到中年或更晚的年龄才开始变得明显起来。[①] 虽然在二十世纪九十年代前 5 年，人们就对这些结果的有效性提出了大量疑问，

---

① Barker 1998.

但后 5 年的时间见证了对 1 岁以前的特征和较晚发生的慢性病（如早产死亡率）之间联系的研究方面有了实质性的拓展，其中许多都证实了最初的研究。①

　　子宫内或者早期的环境损害与不同年龄慢性病患病率之间存在关联的理论表明，在 1890—1950 年间，公共卫生技术的快速发展有助于慢性病患病率的持续下降，甚至能促使其加速下降。二十世纪上半叶见证了一系列改善环境的新技术的雪崩式爆发，包括水和牛奶供应的清洁、沼泽的大范围排水、垃圾处理和污水处理系统的改善、动物运输的迅速减少（尤其是城市）、向电力和碳含量比以前还低的燃料的转变，以及产科技术和新生儿护理技术的快速进步。这一时期，全年食物供应的多样性也有了显著的改善，饮食补充的开始也提高了全年维生素和其他微量元素的摄入量。

　　杜克大学（Duke University）人口研究中心的研究人员利用 1982—1999 年间进行的全国长期护理调查获得的数据，报告了慢性病和伤残患者的死亡率可能正在加速下降的证据。这项研究描述了伤残率在这 17 年时间里平均每年下降 1.7％左右。然而，如果把这一时期分成三个时段的话，在这一时期的第二和第三时段与第一时

_____

① Law and Shiell 1996；Frankel et al. 1996；Scrimshaw 1997；Leon et al. 1998. 更多细节见第五章。

段相比，在下降速度上出现了统计上更明显的加速。该研究将这种加速归因于各种健康和社会经济性因素，包括教育水平，这些方面在二十世纪上半叶都增长显著并且快速。[①]

越来越多的关于慢性病患病率长期下降的证据，或换言之，患病率持续下降速度的加快，是否意味着能治愈的慢性病的"供应量"正在减少？为了区分医疗保健的生理负担与医疗保健的服务需求，我使用了"供应量"一词，即使医疗保健的生理负担保持不变或下降，医疗保健的服务需求也会增长。此外，我对生理负担的定义与世界卫生组织和世界银行给出的定义并不相同。[②] 站在人类道德的立场上，他们把死亡看成是疾病造成的最大负荷。然而，站在财政支出的角度，死亡等于终止了某个特定个人的医疗保健支出。因此，为了解决生理患病率下降是否会减轻目前经济合作与发展组织国家在卫生保健系统方面的财政压力这一问题，有必要以治疗某种特定慢性病的代价来衡量这种疾病的存在，治疗这种疾病的代价随年龄的增长而大大增加。

图 4.1 显示了这样的数据库指标。根据美国的数据，此图中 50～54 岁人群的人均医疗保健费用的负担指数为

---

① Manton and Gu 2001.

② Murray and Lopez 1996.

100。图 4.1 表明，人均医疗保健的经济负担在二十世纪五十年代上升很慢，六十年代上升速度加快了，七十年代再次提速，到八十年代中期以后进一步加速了。85 岁及以上人群的医疗保健经济负担几乎比 50～54 岁的人均负担高了 6 倍。值得注意的是，85 岁及以上人群的人均医疗保健经济负担比 75～79 岁的人均负担更高，前者比后者高出 75%。然而，80 岁及以上老人的生理患病率

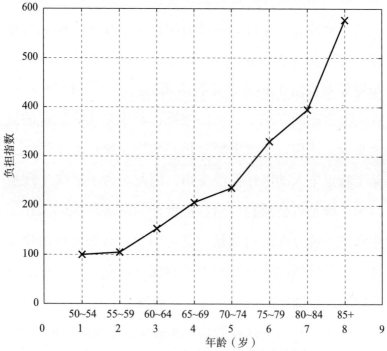

图 4.1　按年龄划分的医疗保健的相对负担，
来自 1996 年美国数据（50～54 岁的平均负担指数＝100）

资料来源：Fogel 2000，Table 5D. 1；Federal Interagency Forum on Aging-Related Statistics 2000，Table 26B.

（人均疾病数）基本保持不变。

　　即使每个人的患病总数可以保持不变，但由于这些病的严重程度在增加，或者由于阻止病情进一步恶化，甚至部分地扭转恶化的成本随着年龄的增长而增加，因此医疗保健的费用一直在上涨。应该记住的是，标准患病率仅仅统计了疾病的数量，而忽略了随着年龄的增长导致的生理恶化的加剧，以及每一种疾病治疗成本的上升。图 4.1 表明，为了预测未来医疗保健所产生的经济负担，有必要应用好医疗保健特定年龄费用这个函数值，如图 4.1 所示。同时，还需要根据人口年龄结构的变化和每个年龄的具体成本的变化进行调整。

　　那么，对于 50 岁及以上人群的医疗保健费用相对负担曲线在下一代中可能出现的变化，我们能说些什么呢？图 4.2 展示了三种可能性。第一种可能性是曲线会按一定比例向下平移（情况 A）。这是通过使用平均患病率的变化所隐含的一条曲线，它意味着在所有年龄的人群中以恒定的平均率向下移动。图 4.2 所示的例子表明，平均患病率每年下降 1.2%[①]，它将移动到情况 A 下前一个水平的三分之二的位置上所有的点。如果平均患病率每

---

　　[①]　对全国长期护理调查的研究表明，自二十世纪八十年代以来伤残率加速下降。见 Manton，Corder，and Stallard 1997；Singer and Manton 1998；Manton and Gu 2001；Jacobzone 2002。

年的下降速度为 $1.5\%$，则情况 A 曲线上的所有点将全部位移到初始水平约 $60\%$ 的位置。

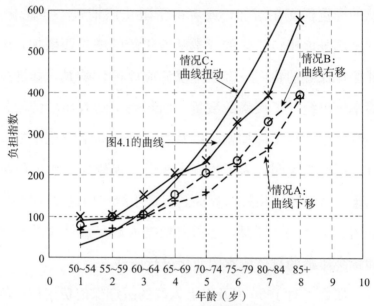

图 4.2 相对疾病负担曲线如何移动?

第二种可能性如图 4.2 中的情况 B 所示，按年龄划分的疾病负担曲线将向右移动。情况 B 的曲线建立在这样的假设之上，即在一代人的时间里，慢性病发病时的平均年龄推迟了大约 5 岁。在荷兰、英国、美国和其他地方开展的大量流行病学研究为这一假设提供了支撑。在一定程度上，这一预言是以这样的证据为基础的，即自二十世纪初以来，慢性残疾发病的平均年龄一直都在下降。

　　这也建立在对个体去世前几年医疗保健相对成本研究的基础上。这些研究已经绘制出如图4.3所示的曲线，该曲线对美国医疗保险计划中所有65岁及以上年龄的人医疗保健的平均费用进行了标准化。图4.3显示，在去世之前的5年里，每年的医疗费用基本上等于人均所有年度医疗护理费用。在去世前一年，这一支出成本上涨了约60％；而在去世当年，其年度支出则超过了平均数的4倍。事实上，在生命最后的两年时间里，许多人的医疗支出约占到整个医疗护理支出的40％。

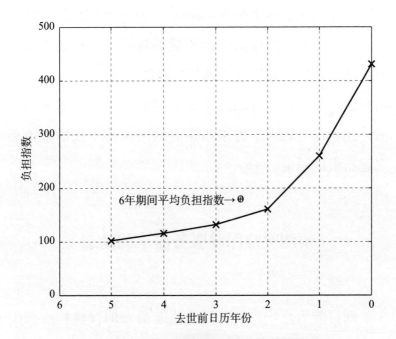

**图4.3 去世前按年计算的年均医疗保健费用指数**

在过去的 20 年时间里，图 4.3 所描绘的图形并未出现显著波动。个体去世前几年医疗保健费用的相对稳定证实了图 4.2 中的情况 B。因为这意指医疗保健曲线无论向右移动多远，当任何给定年龄去世的人的医疗保健负担指数增加时，特定年龄段的医疗保健支出最终都会急剧上升。

图 4.2 还给出了由情况 C 代表的第三种可能性。在那种情况下，特定年龄段的医疗保健成本曲线将会扭动。在 50～64 岁之间，这条曲线向下移动；而在超过 65 岁后，这条曲线会向上抬升。曲线在 65 岁之前出现这种下移，是由于假定慢性病发作年龄的延迟以及起初较缓慢的病情恶化速度都得到了强化的缘故。曲线在 65 岁之后出现急剧抬升，部分归因于最昂贵的医疗干预措施的扩散；还有部分归因于将来越是有效的医疗干预措施也必定越昂贵的假定。

## 预测医疗保健服务需求的动态

到目前为止，我一直只关注能治愈的慢性病所产生的经济负担问题。图 4.1 和图 4.2 集中在能治愈疾病的成本调节数量上。我现在打算考察消费者们的医疗保健

服务需求变动的可能趋势。表 4.4 提出了在 1875—1995
年间美国消费结构的这种动态与其他经济合作与发展组
织国家的消费结构变动态势非常类似。"消费扩张"一词
就是考虑到了这样的情况：随着收入的增加，消费者更
愿意以闲暇的形式，而不愿意以购买更多商品的形式，从
他们的实际收入中消费越来越多的份额；在没有减少他们
工作时间的情况下，这样做将是可能的。

在表 4.4 中，有一个显著的变化就是花费在食品、
衣服和住房方面的收入份额的变化，即在 120 年的时间
里，已经从 74％的扩张性消费下降到了 13％。另一个显
著的变化是，花费在医疗保健支出上的份额占总支出的
比例已经从 1％增加到 9％，增加了 8 倍。

表 4.4　消费结构的长期动态与多种消费品的隐含收入弹性

| 消费类别 | 消费所占的份额（％） | | 长期收入弹性 |
| --- | --- | --- | --- |
| | 1875 年 | 1995 年 | |
| 食品 | 49 | 5 | 0.2 |
| 衣服 | 12 | 2 | 0.3 |
| 住房 | 13 | 6 | 0.7 |
| 医疗保健 | 1 | 9 | 1.6 |
| 教育 | 1 | 5 | 1.6 |
| 其他 | 6 | 7 | 1.1 |
| 闲暇 | 18 | 68 | 1.5 |

资料来源：Fogel 2000.

为了预测的目的，表 4.4 最突出的特色体现在最后一列，它给出了每类支出的长期收入弹性。"收入弹性"被界定为，当收入增加 1‰时给定商品支出增加的百分比。值得注意的是，食品和衣服的长期收入弹性都相当低，它意味着这些商品在总支出中所占的份额将会持续下降。收入弹性为 1 指的是某一给定商品的消费在总支出中所占的份额将保持不变。值得注意的是住房，它包含大多数耐用消费品，其收入弹性接近 1 但仍小于 1。另外，医疗保健、教育、闲暇类商品的收入弹性都远高于 1。医疗保健的收入弹性为 1.6 是指到 2040 年，美国医疗保健消费的支出可能会从目前约占国民生产总值 14‰的水平上升到占国民生产总值的 21‰。

这是件坏事吗？应该避免出现这样的发展吗？政府应该寻求措施抑制消费者的医疗保健服务需求吗？只有当经济合作与发展组织国家缺乏充足的资源来满足那么多的医疗保健服务需求时，才有必要采取这种抑制措施。然而，生产包括食品、衣服、住房和耐用消费品在内的传统商品的效率提高了，为医疗保健消费的扩张释放了必要的资源。在一个世纪前的美国，需要花费大约 1 700个小时的工作时间来赚钱，才能有收入来购买一个家庭一年所需的食品供应量。但现在，仅仅 260 个小时就足够了。如果农业劳动生产率仅仅以它最近增速的三分之二来增长的话，那么到 2040 年，只需劳动 160 个小时左右的时间，赚到的收入就能购买一个家庭一年的食品供应量。

来自美国国家经济研究局（NBER）的一批研究者最近开展的一项关于医疗保健收益与成本变化作用的研究认为，过去 40 年来医疗保健服务的好处证明了在这方面的投入是值得的。这一分析预示着公众对医疗保健的争论将发生根本性的定位调整，即从政府如何限制支出转到如何最大限度地利用现有的支出。[1] 美国国家经济研究局的其他研究人员还建议改变医疗保健的融资方法，以便消费者日益增长的有效需求不再受到不必要的阻碍。[2]

## 中国与其他发展中国家医疗保健成本的预测

许多因素表明，与经济合作与发展组织国家相比，在那些已迈入现代经济增长轨道的发展中国家中，医疗支出占国民收入的比重将以更快的速度上升。这些因素中有一些是在供给方面，而其他的是在需求方面。下面

---

[1]　Cutler and Meara 1998.

[2]　Newhouse 2001；Duggan 2000；Chernichovsky 2000.

我将把中国作为考察对象来说明我的观点。

目前在中老年阶段需要治疗的慢性病数量方面，中国要比经济合作与发展组织国家大得多。这些慢性病带来的沉重负担，部分归因于 1950 年以来预期寿命的显著增加。1950 年出生的中国人的预期寿命仅为 41 岁，这意味着婴儿死亡率接近 200‰。[①] 这样低的预期寿命和这样高的婴儿死亡率，都意味着对于那些有幸活到中年的人来说，他们在子宫内、婴儿期和之后成长的每个阶段都经受了生物医学和社会经济造成的损害。尽管取得了公共卫生方面的快速进步和经济的强劲增长，但直到二十世纪六十年代初期，影响生理发育的负面情况依然比较严重。正如我已经指出的那样，这种早年受到的伤害减少了后来慢性病发作的等待时间，并增加了它们的严重程度。

因此，当今的中国在慢性病患病率上，50 岁及以上年龄的人要比经济合作与发展组织国家的高得多。为了估算中国目前慢性病带来的经济负担，我们必须至少追溯到经济合作与发展组织国家二十世纪初期的情况。表 4.5 说明了这一点，它反映了二十世纪初期和二十世纪末美国每个男性在中老年时期所患慢性病的平均数量。

---

① Keyfitz and Flieger 1990.

在1900年，年龄在50～54岁之间的人均患慢性病的数量大约是二十世纪九十年代中期的3倍。表4.5反映的其他年龄段的比例也大致相同。在1900年，年龄在65～69岁之间的平均每个美国男性要经受超过6种慢性病的折磨，其中有许多疾病能够使人严重衰弱。

**表 4.5 1900年和二十世纪九十年代每个美国男性所患慢性病的平均数**

| 年龄（岁） | 1900年 | 1992—1996年 | 年均下降率（％） |
|---|---|---|---|
| 50～54 | 3.3 | 1.0 | 1.3 |
| 55～59 | 4.5 | 1.4 | 1.2 |
| 60～64 | 5.6 | 1.6 | 1.3 |
| 65～69 | 6.2 | 1.9 | 1.3 |

资料来源：1900年的数据来自由芝加哥大学的人口经济学中心收集的联邦军队数据集（the Union Army Data Set）（参见 http://www.cpe.uchicago.edu）；1992—1996年的数据来自健康和退休研究（Health and Retirement Study）所做的调查（参见 http://hrsonline.isr.umich.edu/）。

表4.6表明了贫穷国家的流行病学制度是多么地不堪一击。该表报告了二十世纪初那些从事体力劳动的美国男性的平均能力。如果我们把年龄在25～29岁之间的单个劳动者的工作能力看成是100％的话，那么年龄在50～54岁之间的单个劳动者从事体力劳动的平均工作能力就已经下降到75％；年龄在60～64岁之间的单个劳动者的工作能力只是高峰期的三分之一。在70岁以后，单个劳动者的工作能力还不到峰值的10％。当然，较低的工作能力就意味着要忍受各种慢性病的折磨。因此，

在贫困条件下老龄化的进程不仅意味着个体存在多重残疾，而且还意味着这些条件使人极度虚弱。

表 4.6　1900 年美国男性从事体力劳动的平均能力，按年龄计算

| 年龄（岁） | 从事体力劳动的能力（％） |
| --- | --- |
| 50～54 | 75 |
| 55～59 | 56 |
| 60～64 | 34 |
| 65～69 | 17 |
| 70～74 | 08 |
| 75 及以上 | 4 |

注：黄金年龄段的能力＝100％。
资料来源：由芝加哥大学的人口经济学中心收集的联邦军队数据集（参见 http://www.cpe.uchicago.edu).

就疾病本身而言，大量的残疾并不会造成对医疗保健的高水平需求。为了满足对医疗保健的高水平需求，收入就必须高。当个人几乎所有的收入都必须用在食品、衣服和住房开支方面时，他就无法把大量开支用到医疗保健方面。在十九世纪晚期的美国，那时慢性病比今天普遍得多，而且这些病的严重程度也比今天要大得多，但在医疗保健方面的开支在收入中的占比还不到 2%。然而，现在，尽管特定年龄段的慢性病发病率比以前要低得多，但美国在医疗保健方面的开支却大约占到了国

内生产总值的 14％。①

经济合作与发展组织国家已有的经验表明，中国医疗保健开支占国内生产总值的份额将会比它们上涨得更快。虽然中国的需求收入弹性跟经济合作与发展组织国家的相同，但医疗保健开支更高的增长速度仍将会在预料之中。举例来说，如果中国的国内生产总值在 2000—2030 年以每年 8％的速度增长，那么医疗保健开支占国内生产总值的份额将会从同期的 3％以下上升到 8.5％左右。

然而在这 30 年里，中国在医疗保健需求的收入弹性方面比经济合作与发展组织国家可能要稍高一些。我做出这一预测，部分是以可预见的中国城市化未来 30 年的快速发展为根据。生活在城市的人口比例的不断提高将增加对医疗保健服务的需求，原因有很多方面。首先，传统医学在农村地区更受欢迎，而西医在城市里更受欢迎；每个享有者的西医成本要比传统医学成本高得多。因此，分别考察农村和城市这两个不同的地理区域，生活在城市的人口比例变化将导致医疗保健总费用的增加比医疗保健需求的增加更快。

其次，生物医学技术变化的速度相当快，并且一直

① Fogel 2000 and 2003.

在不停地加速进行。到目前为止，西医技术的变化容易导致成本的增加，而不是降低。尽管有些如心脏搭桥手术之类的医疗措施所需的费用比以前更便宜了，但许多医疗措施的价格却更加昂贵了。因为它们通常更为有效，所以个人愿意接受这些价格更为昂贵的医疗措施。实际上，芯片制造价格的快速下降已经使得设计新的医疗器械成为可能，这种新产品本来是旧技术无法实现的，正是由于这个原因，它们的价格就更昂贵。

目前，中国仍然处在投资耐用消费品的早期阶段。在所有家庭中，汽车的普及率仍然只占很小的比例。然而，其他耐用消费品的普及率，如冰箱、电视等，已经接近80%。随着与耐用消费品有关的目标的实现，家庭用于医疗保健的收入份额将会增加。在这一点上，应记住的是，按照国际水平衡量，大城市的家庭收入水平相对较高。例如，中国14个沿海开放城市的人均收入超过国民人均收入3.5倍。在国际范围内用购买力平价（PPP）来核算，1999年这些城市人均收入约为1.17万美元。① 因此，在这些大城市，每个家庭的平均收入与世界银行列为中高收入行列的最富裕国家的收入相当。以这样的收入水平——例如与阿根廷、智利、希腊或者

① *Statistical Yearbook of China* 2001；World Bank 2001.

捷克共和国的收入水平一样高——对当前医疗保健制度的压力跟经济合作与发展组织国家存在的压力是类似的。因此，如果人口超过 100 万的城市的增长速度比小城市的增长速度快，这将成为促使医疗保健需求收入弹性大于 1.6 的额外因素。

此外，还应提到其他三个因素，它们将倾向于刺激医疗保健需求的增长。第一个是教育水平的提高；第二个是越来越多的人使用计算机和互联网；第三个是保险公司的增加，中国加入世界贸易组织（WTO）后，这类公司正在加速发展。所有这三个因素的发展促进了对西方高科技医疗器械有效性的认知，并扩大了对这些高科技医疗器械的需求。此外，未来最新的，通常是更昂贵的医疗器械和药物将倾向于更快地普及。

即便如此，还有一个提高医疗保健服务需求的因素，就是人口的增长和年龄构成的变化。在接下来的 30 年里，中国人口将增加约 27%，并且 50 岁以上人口的比率（慢性病患病率开始迅速增加的年龄）将从 19% 增加到 34%。[①]

公共政策不应以压制医疗保健的需求为目标。医疗保健开支是由收入引致的需求和生物技术的进步共同推

① Keyfitz and Flieger 1990.

动的，而生物技术的这些进步保证了健康干预措施取得越来越好的效果。正如电力和制造业在二十世纪初是刺激其他经济增长的产业一样，医疗保健业将成为二十一世纪的增长型产业。这是一个主导的领域，它意味着医疗保健开支将带动包括制造业、教育、金融服务、通信业和建筑业等一系列行业在内的增长。

　　无论是在经济合作与发展组织国家，还是在中国，抑制医疗保健开支的压力均来自当前政府和企业提供保险的方式。这些机构必须提供一揽子医疗健康服务。除此之外，它们还应提供额外的成本更高的政策，提供高档医疗服务（例如私人医疗套房、昂贵的可选择的医疗器械和药物、最短的等待时间、可选择的医疗保健服务全覆盖，以及在全国任何地方都可以找到医生，而不仅仅是在当地的诊所）。医疗保健不是一种同质商品，所以这些服务产品都是必不可少的。在健康服务中有大量的奢侈项目，虽然能够迎合一些人的需要，但对于健全的基本医疗保健来说并非必需的。当然，对那些太穷以至于没有财力购买的阶层来说，提供医疗服务是必要的。但对于那些有足够财力的人来说，将医疗服务转到私人储蓄账户是缓解企业和政府资金压力的一个有效途径。

# 第五章　医疗保健的公平性问题

在美国及世界其他地方，人们对谁该享受医疗保健服务的问题越来越关心。不同社会经济背景的人面临着健康生活的不同前景，这令人担忧。正如大量研究所证实的那样，即便是在富裕的国家，尽管朝着更健康的社会发展是一种长期的趋势，但在各种健康计量指标上，特权阶层和贫困人口的差距依然较大。[①]

一些研究者认为，实际上这方面的差距正在增大。他们认为，在先进工业化国家，其医疗保健制度从普遍享受原则向更加市场化的制度转变，这可能是它们观察到的差距日益增大的一个原因；不断上升的收入不平等

---

[①]　例如见 Pappas et al. 1993；Ecob and Davey Smith 1999；Boorah 1999；Tüchsen and Endahl 1999；Michelozzi et al. 1999；Schuller 1999；Liu, Hsiao, and Eggleston 1999。

则是另一个潜在的罪魁祸首。

与此同时，全世界的决策者们都谈到要更有效地提供"基本"医疗保健服务，但是没有人能够确定这在实践中意味着什么。

什么才是医疗保健中最重要的？在医疗保健服务方面，私营部门和政府部门之间的最佳组合是多少？为了回答这些问题，我们必须正视如何界定基本医疗保健这个问题，然后再探讨这种分析的政策意义。

# 配给标准

像世界卫生组织和经济合作与发展组织之类的国际组织都向所有国家呼吁，要保证向所有人提供"高质量的基本医疗保健服务，主要以有效性、成本和社会接受度三个维度来限定"①。第二次世界大战后，自从经济合作与发展组织中的大多数成员国建立了医疗保健制度以来，试图通过政府运营的健康或保险体系为所有人提供全面的医疗保障，由此造成的代价已经变得如此高昂，以至于现在开始威胁到了政府的财政稳定，所以成本已

---

① WHO 2000，p. xiii.

经变成了一个需要控制的问题。随着收入的增长，公众的医疗保健服务需求的增长比收入的增长要快得多（因为在医疗保健需求方面的高收入弹性），由此造成这类体系的运转成本难以为继。

经济合作与发展组织国家即将颁布实施的新的基本保障制度确认了在医疗干预措施中清晰确定优先次序的必要性（而不是无限制的覆盖），这意味着与以前相比，现在有必要更加严格地对医疗服务进行配给。为了保障在新制度下穷人的健康权利不被忽视，世界卫生组织提出了三项原则：第一，应该预付医疗保健服务费用（即在整个工作生涯中都应征缴医疗保健税，即使青少年和中年时期的医疗服务需求相对较低）；第二，健康的人应该资助生病的人（这意味着不应该通过调整税收来反映不同的健康风险，就像保单费率通常比私人保险低一样）；第三，富人应该资助穷人（这不仅意味着富人应该比穷人支付更高的健康税，而且还意味着那些政府运营项目的服务质量不应该比特权群体享有的更好或更全面）。[①]

这一推荐标准明确承认，私人资助的健康项目和私人保险需要承担国家医疗保健服务的主要部分。既然收

---

① WHO 2000，p. xviii.

入分配处在中等以上部分的群体的医疗保健开支比贫穷的群体更多，这种健康服务的配给就必定是不平等的。事实上，目前所有的经济合作与发展组织国家建立的体系都已经将私营和政府体系混合起来了。两者组合的波动范围最高的是英国，其政府支出约占到总支出的85%，最低的是美国，其政府支出只占到总支出的45%。[①] 通常情况下，当前正在进行的医疗制度改革很可能增加医疗保健服务中私营部门所占的份额。

政府部门和私营部门如何才能在医疗保健服务方面做到最优搭配，目前还没有达成一致意见。关于这个问题没有多少文献可供参考，也根本没有可以套用的破解它的统一标准。此外，各国的情况千差万别，最理想的组合不可能对所有国家都一样。

在非常贫穷的国家中，医疗保健服务的需求很大，但这两个来源的人均支出的年平均水平低得惊人。像埃塞俄比亚、海地、印度尼西亚和尼泊尔这样的国家，每年医疗保健服务方面的人均支出额介于20美元至56美元之间（使用国际美元，可以根据一国货币的国内购买力调整汇率）。在印度，年人均支出额是84美元，这一数字仍然很低。相比之下，西欧最大的5个国家的年人

---

① WHO 2000; Hurst 2000.

均支出额分别是：德国为 2 365 美元，法国为 2 135 美元，意大利为 1 824 美元，西班牙为 1 211 美元，英国为 1 193 美元。美国每年人均医疗保健支出为 3 724 美元，是英国年人均支出额的 3 倍多，是德国年人均支出额的 1.5 倍多。普通美国人 10 天的医疗保健开支就超过了居住在拥有世界人口五分之三以上国家的人的年均医疗保健支出。

在医疗保健支出方面，欧洲人的花费比美国人要少很多，这一事实导致很多批评者认为美国的医疗体系是浪费的。这种主张也经常得到下面的事实的支持，即美国人出生时的预期健康寿命要低于法国人、西班牙人、意大利人、英国人和德国人。如果美国人花费了额外的金钱却没有获得更健康和更长的寿命，那么他们还要图什么？

现在还不太可能给出关于这个问题的合适答案。人们常常认为，过去二三十年人均寿命的增加主要是由于医疗保健服务总量和质量的持续提高。毫无疑问，医疗干预措施拯救了许多生命，尤其是在传染病、癌症、心脏病等这些领域。然而，我们还不能得出结论，自 1970 年以来预期寿命增加的这 6 年左右的时间，有多少是由于医疗干预措施的进步造成的，又有多少是由于教育水平的提高、住房条件的改善或其他有助于提高预期寿命的因素造成的。

最近的一些研究结果表明，自 1900 年以来，预期寿命大幅度的增长大部分是由从 1880 年至二战期间在公共卫生项目上的巨大投入造成的，如供应经过净化的水和牛奶，开发现代化的废物处理系统以及减少空气污染与改善营养状况。[①] 当然，这些公共卫生项目是由医学知识的进步带动的。但是，这些公共卫生支出背后的研究支出只能作为健康支出类别中一个相当小的部分。例如，在美国，医学研究开支［不包括医药公司和医疗设备及医药用品供应商的研究与开发（R&D）支出］总计仅占国家卫生支出的 1.7%。

环境改善在 1950 年以前对于降低健康风险是非常重要的，但因为传染病造成的死亡现在只占总死亡人数的很小一部分，现在看来似乎改善环境的努力已经用尽了。当然，作出这样的论断还为时尚早。最近的一系列研究已经报道了早期生活暴露在压力下，包括在子宫和婴儿时期受到损伤，与在中老年时期出现慢性病以及寿命缩短之间的联系。迄今为止，最有力的证据表明，这些联系与高血压、冠心病和 II 型糖尿病有关。[②] 对 32 篇关于

---

① Manton，Stallard，and Corder 1997；van Poppel and van der Heijden 1997；Barker 1998；Fogel 2000.

② Cresswell et al. 1997；Barker 1997；Henry et al. 1997；Ravelli et al. 1998；Scrimshaw 1997；Barker and Martyn 1997；Andersson et al. 1997.

出生体重与高血压之间关系的研究论文的综述显示，随着出生体重的下降，中年时期血压有上升的趋势。[①] 在英格兰、威尔士、瑞典、印度和芬兰，研究者们已经发现了出生体重指标大小与后来患冠心病之间存在联系的证据。[②] 1994 年以来，大量的研究证实，发育期所受的损伤对晚年健康的影响已经大大增加。[③]

最近的一项研究最有力地证实了早期生活的遭遇会对寿命产生影响，它报告了在 1863—1918 年间出生的同年龄组人群中，50 岁之后的寿命与出生周期之间存在统计学意义上的重要关系。在北半球国家，那些出生在当年第二季度的人的平均寿命最短，而出生在第四季度的人的平均寿命最长。在澳大利亚，出生月份与寿命间也存在着这种联系，但是高峰及低谷和北半球那些人的正好相反。[④] 这一结果显然与不同季节的营养状况变化有关，也已经在美国 1820—1850 年间出生的同年龄组人群数据中得到了证实。[⑤] 因此，我们不能排除这样的主张，

---

[①]　Law and Shiell 1996.

[②]　Law and Shiell 1996；Frankel et al. 1996；Koupilová, Leon, and Vågerö 1997；Leon et al. 1998；Forsén et al. 1997；Stein et al. 1996, 1997.

[③]　Paneth and Susser 1995；Perry et al. 1995；Scrimshaw 1997.
这个证据强有力地使人们意识到，环境影响继续主导着年龄大的阶段的长期环境改善模式。然而，我们还没有掌握需要证明这一主张的证据。芝加哥大学人口经济研究中心近期已开始收集需要的数据，以便计量二十世纪这些进步对伤残下降的环境影响（EXDID 项目）。

[④]　Doblhammer and Vaupel 2001.

[⑤]　Kanjanapipatkul 2001.

即在 2001 年，影响老年人慢性病患病率的最大因素之一（同时也占了国家医疗支出的一大部分）是他们在半个多世纪前所受到的环境危害。

这些新的科学研究的成果直接关系到如何界定基本医疗保健这个问题，以及如何在相互竞争的需求中安排国家医疗保健预算（不管它如何提供资金）。在婴儿期和儿童发育早期，为了延缓慢性病发病年龄、降低发病时的严重程度和延长寿命，大量增加产前保健和儿童保健支出很可能成为改善整个生命周期健康状况的最有效途径。

无论上述策略有什么优点，它都会引发代际偏见问题。这种策略优先考虑了未出生一代和非常年轻的人，而忽略了老年人的直接需求。这对老年人是一个双重打击，因为他们当初在子宫内或早年儿童期受到的环境伤害，导致他们现在正遭受慢性病的早期发作和过早残疾的痛苦。然而，在一项强调产前和幼儿保健的战略下，为了使年轻一代人在整个生命周期中生活得更好，将要求今天的老年人克制他们对医疗保健的需求。

在贫穷国家，界定基本医疗保健服务的内容会容易得多，因为它们可选择的方案是那么明显。其国民仍然正在遭受着许多致人死亡和伤残的疾病的折磨，实际上这些疾病已经从经济合作与发展组织国家中消失了。与富裕国家通常采用昂贵手段处理较为温和的抱怨相比，经济合作与发展组织国家可以以相当小的代价消除这些疾病。通过以治愈一组相对较小的疾病和条件为目标，发展中国家最贫穷的 10 亿人的这种糟糕前景可以得到根本改善。[①]

　　这种紧迫的需要包括分配抵抗结核病、疟疾、急性肠胃炎和呼吸道感染病的药物；分配预防麻疹、破伤风、白喉等疾病的疫苗；改善营养状况以便重振免疫系统，减少围产期死亡率，降低各类传染病的死亡率；改善中枢神经系统功能。据世界卫生组织宏观经济与健康委员会（CMH）估计，通过利用现有的药物与疫苗，输送重要的营养物质，以及旨在提供安全的饮用水、改善卫生设施和改善健康教育的公共卫生计划，可以使 5 岁以下儿童的死亡人数下降 87％，使 5～29 岁年龄段的死亡人数下降 71％，使 30～69 岁年龄段的死亡人数下降 47％。[②] 宏观经济与健康委员会估计，经济合作与发展组织国家来自私人和公共渠道的捐款总额仅占这些国家国内生产总值总和的 0.14％，足以迅速实现这些目标。[③]

　　与贫穷国家相比，为美国界定基本医疗保健的含义

---

　　① World Health Organization, Commission on Macroeconomics and Health (WHO/CMH) 2001, p. 42.

　　② WHO/CMH 2001，p. 42.

　　③ WHO/CMH 2001，p. 18；World Bank 2001，Table 1.

是一个更大的问题，这是因为能够快速而又显著地改善健康和长寿所需的技术仍处于设计阶段，而问题是：如何有效地为贫困国家提供已有的医疗技术？为了阐明在一个人均卫生支出超过贫穷国家 50～150 倍的国家的基本医疗保健问题，有必要仔细想想，我们在医疗保健方面的奢侈消费（甚至是欧洲标准）究竟购买了些什么。

尽管挽救生命在现代医学中已经变得如此重要和有效，但这并不是医生和其他卫生专业人员的主要活动。正如我已经指出的那样，可能过去的公共卫生改革、营养水平和生活水平的提高，以及教育民主化的进步，都为延长寿命做出了比临床医学大得多的贡献。医生做的最主要的事情是让生活变得更容易忍受：减轻病痛，降低慢性病的严重程度，延迟残疾甚至克服其中一些残疾，修补断肢，开药，以及帮助病人减轻焦虑、克服抑郁，并指导个人照顾他们自己。

欧洲人比美国人更愿意省掉不必要的服务，这体现在省掉可选择而非至关重要的程序、省掉便利品而非必需品、省掉降低小而非大的风险，以及省掉广泛的选择而非有限的选择或没有选择（要么接受或者放弃）。考虑到排队问题，它是欧洲公共卫生系统为了防止医疗保健需求超过政府协商达成的预算所使用的主要手段之一。美国人可不愿意像现在的英国人那样，等上两年甚至更

长的时间才动疝气手术，在大多数情况下，他们要求几
周内就能迅速获得这项服务。① 美国人对于另一套欧洲
人最喜欢的控制医疗成本的方法，即医疗配给感到很恼
火。他们不想被告知他们太老了、太健康了，或者身体
太不好了，以至于没有资格接受某些疗程的医治。他们
也不愿意大量减少与专科医生的接触，因此专科医生与
初级保健医生的比率在美国要比在其他地方高得多。他
们也不接受草率的、没有人情味的体查，同时也拒绝接
受住院治疗。② 富人则坚持政策允许他们在医疗保健上
愿意花多少钱就花多少钱，即便这些支出中有一些是浪
费的。

　　所以美国有 6 000 余家中小型医院，然而英国的国
家卫生机构中只有 430 家大型医院（两国的人均床位数
相似）。③ 美国每一个重要的郊区社区都需要自己的医疗
设施，用以提供各式各样的服务。今天，不仅研究型医
院，而且许多社区医院都配有专门从事心脏搭桥手术和
其他高科技手术的专职医生。由于美国人像欧洲人一样
喜欢节省开支，因此他们愿意加入健康维护组织

---

　　① 布莱尔政府已经作出了优先考虑减少处理非紧急情况的等待时间的决定。
Lyall 1999.

　　② Hurst 2000；Sekhri 2000.

　　③ U. S. Census Bureau 2000a, Table 194；World Health Organization,
Regional Office for Europe 1997, p. 35；Organization for Economic Cooperation and
Development 2001.

（HMOs），但健康维护组织发现，要想变得有竞争力，它们必须提供多种选择，包括共同付费、医疗主网络外联系医生服务以及专家转诊服务。如果美国人对相关服务不满意，他们也会提出改变健康计划的选择要求。这些服务选项需要花钱，因为它们会增加管理成本，即使它们并没有改善人们的健康结果。[①]

美国人对于这种个性化的医疗保健服务的热情可能要归因于美国文化：开放的环境、福音派信仰以及对政府的敌意，但它也反映了收入情况。毕竟，普通美国人比普通英国人的收入要高 50％。因此，他们愿意消费那些对穷人来说非常昂贵的服务。美国人在购买医疗保健时并不像在购买家用电器或汽车时那样自我放纵。[②]

因此，那些在美国被视为基本医疗保健范畴的东西将包括在其他文化中被看作是奢侈浪费的项目。这种对美国社会保障体系的误解与 15％的美国人没有健康保险的说法有关。实际上，"未覆盖"并不意味着他们没有得到相应的治疗。没有保险的人几乎和有保险的人一样频繁地去看病，也不清楚他们的护理效果是否总是低于那些有保险的人。没有保险的人到公共诊所或急诊室接受

---

① Sekhri 2000.

② Fogel 2000. 在美国 1910—1970 年间对汽车的需求收入弹性为 2.6（Fogel 1999）.

治疗（尽管他们缺乏保险护理的便利，而且可能排着长队），在那里他们同样能够获得标准和高科技的优质服务。[①]

虽然获得医疗保险十分重要，但是仅凭保险并不能保证有足够的机会。而且，在美国保障体系下，在没有保险的人中有一部分人的身体状况确实不如参保人员；但其他人员正值壮年，身体相对健康，喜欢自我保险。一个重要但却没有得到很好解决的问题是：参保人和未参保人对风险的态度是如何影响他们决定何时与何地提出医疗保健需求的？当考虑如何解决医疗保健服务不足的问题时，这一问题是重要的，因为在全民医保的国家里，也存在着对穷人的服务不足的问题。[②] 如果穷人和年轻人愿意接受比富人和老年人更高的健康风险，仅仅通过延长应享权利可能是不够的，因此可能需要针对那些未能享有权利的人制订一项积极进取的拓展计划。

## 改革的重点

对穷人而言，改善医疗系统的最佳办法就是识别

---

① Berk and Schur 1998；Freeman et al. 1990；Perry and Rosen 2001.
② Beale 2001；Malmström, Sundquist, and Johansson 1999.

出他们最迫切的需求，并设计出满足那些需求的有效
方式。这一目标不能仅仅通过平衡每年看病的次数
（因为富人经常浪费医疗服务）或每年的药物支出（因
为富人经常过度用药）来实现。专注于穷人的特殊需
求可能不会节省资金，但它可以确保这笔钱能够花得
恰到好处。

本着这种精神，最优先考虑的事项应该是扩大产前
和产后的护理，特别需要针对年轻的单亲妈妈们。新的
证据表明，适当的营养，包括补充像叶酸和铁这类关键
营养素，可以减少围产期死亡和出生缺陷，包括对中枢
神经系统的损害，从而提出了这种优先考虑的事项。也
有必要就吸烟和饮酒对胎儿的危害，适当饮食、定期和
早期检查的好处，以及让胎儿接触到"胎教"（音乐和交
谈），向孕妇提供咨询。对单亲妈妈的这种关怀很有意
义，不仅是因为她们是最需要帮助的群体，而且也因为
现在有令人信服的证据表明，上述不良行为会刺激子宫
内的胎儿，降低初生婴儿的体重和身高。同婴儿发育期
体重不足一样，这会大大增加整个生命周期中的健康
风险。

第二个优先考虑的事项是改进健康教育，并指导那
些受教育程度低的人，使得无论老少，都能及时发现他
们的健康问题，遵循医疗保健指导，正确使用药物，并

参与有助于促进健康的社会网络。仅仅等待这些人去寻找可用的服务是不够的。需要发展扩大的服务项目，以便找出这些有需要的人。因此，应支持已经有扩大经验的组织，例如美国女孩俱乐部和社区教堂，以便在它们的服务中能包含健康检查和咨询。同时，也需要建立监测这类社区组织成效的系统。

特别是对那些在贫困社区的人来说，另一个优先事项是重新将健康检查计划引入公立学校，从托儿所直到12年级学校，对其学生要定期开展健康检查计划，并以合同形式雇佣护士和医生。还应聘用专业人员，以便确保家长能够及时了解其子女的问题，指导家长到公共卫生机构接受适当的服务。

第四项倡议是在服务不足的贫困社区建立公共卫生诊所，以补充普通医院急诊室的资源不足，这些是为穷人和接近贫困的人群提供常规卫生保健服务的常见来源。[①] 便捷的享受是一个很关键的问题，因为甚至是有保险的个人，比如那些享受医疗补助的人，也没有利用可得到的服务设施，因为享受起来并不方便。时间成本对穷人和富人来说都是一样的，并且缺乏便利的服务设施可能会导致个人接受比他们选择的更高的健康风

---

① Shah-Canning, Alpert, and Bauchner 1996; Fronstin 2000; Douglass and Torres 1994; Wallihan, Stump, and Callahan 1999; Freeman and Corey 1993.

险。社区诊所的使命应包括除治疗外的健康教育，需要定期监测社区诊所以便保证它们的效能。教堂地下室和公立学校在正常教学时间后可以成为设立社区诊所的好地方，不仅因为它们有助于扩大可用资金，而且也因为它们提供了熟悉的环境。

读者可能会感到惊讶，我还没有强调将健康保险政策的覆盖范围扩展到目前未参保的 15％人口。关于保险的争论更多的是与税收有关系的问题，而不是医疗保健服务问题。请记住，穷人已经享有医疗补助下的保健服务，而那些接近贫困的人通常都能够通过县或市医院和急诊室获得免费的医疗保健。他们没有做的就是为这些已经享受到的服务纳税。有关扩大健康保险的大多数建议都会提到对穷人已经享受到的医疗服务征收工资税。这类保险的收取虽然可以减轻公共财政的压力，但并不能保证提供更好的医疗保健。我相信，与没有行使的理论上的应享权利相比，学校和社区开展的健康筛查的成功机会更大。

最后，任何关于如何减少医疗保健不平等的考虑都必然牵涉到重新考虑增加美国对国际捐献活动的义务，如果国际上需要，美国应把疫苗和其他医疗保健产品带给儿童和成人，使他们的生命得到挽救。目前，全球最贫穷的 50 个左右的国家都缺少获得上述医疗产品的途径，这是全球卫生系统不平等现象最突出的例子，同时也会对富裕国家的人民健康带来持久隐患。

中国和其他新兴经济体预期寿命的大幅提高表明，在健康和寿命方面，没有必要等到工业化完成就能取得重大进展。它们完全可以以较低的成本引入卫生和其他公共卫生项目的现代方法。正如中国、印度尼西亚和马来西亚已经证明的那样，净化水源、改善基本营养物质的分配、抽干沼泽并以其他方式切断疾病传播媒介，以及提高废物处理水平，都可以通过快速且廉价的方式实现。① 在仍然落后的国家，经济合作与发展组织国家可以通过相关措施加速这一进程，如培训公共卫生官员，帮助为孕妇和婴儿提供重要的营养素，以及帮助提供抗生素和其他重要药物及疫苗。

人类免疫缺陷病症/获得性免疫缺陷综合征（艾滋病毒/艾滋病）在全球的大流行，提出了一个特别紧迫的问题。尽管艾滋病死亡率最近在美国和其他经济合作与发展组织国家有所下降，但目前艾滋病仍在非洲肆虐。在 2000 年，全世界有 300 万人死于艾滋病，其中有 200 多万人生活在撒哈拉以南非洲地区。② 尽管艾滋病感染率在印度和中国仍然相当低，但它们面临着感染迅速扩大

① Keyfitz and Flieger 1990；World Bank 1997.
② WHO/CMH 2001.

的风险。对于上述国家和地区，最紧迫的需要就是开展公共宣传活动，告知这种疾病对这些国家人口的威胁、降低感染机会的预防措施，以及对那些已感染者可用的治疗方法。经济合作与发展组织和国际机构可以通过提供资金和技术人员来对付艾滋病及其他致命传染病，并给这些有需要的国家提供疫苗和其他药物治疗。一个重要的帮助途径就是增加经济合作与发展组织国家对困扰世界贫穷国家的疾病的防治研发预算。支持这些举措不仅仅是出于人道主义的考虑，而且也是为了维护自身利益。发展中国家的流行病可以传播到经济合作与发展组织国家。

目前，人们对医疗保健分配更加平等问题的关注反映了二十世纪全球人均收入的大幅增加，以及生物医学技术的巨大进步。对于穷人来说，充足的食物比看病更重要。随着经济合作与发展组织国家的人们摆脱了贫困，他们需要越来越多的医疗保健服务。现在同样的模式在许多发展中国家更为明显。由此看来，医疗保健支出占全球收入份额的不断增加并不是灾难，而是我们这个时代取得显著的社会进步和经济进步的标志。

# 后记：我们能活多久？

在二十一世纪，富裕国家的平均预期寿命是否会像二十世纪发生的那样出现大幅增加，达到 30～40 年呢？大多数专家认为不会。例如，美国人口普查局的中期评估是，2000—2050 年间的预期寿命将只会提高 7 年左右时间，并且整个二十一世纪估计仅提高 13 年时间。这一提高数字还不到二十世纪出现的寿命提高量的一半。联合国、经济合作与发展组织以及其他国家和国际机构的预测明显同样的保守。[①]

这些保守的预测建立在以下主张的基础上。其中最普遍接受的主张是：只有在 5 岁以下儿童的死亡率非常高的情况下，才有可能大幅降低死亡率。上述观点的支

---

① U. S. Census Bureau 2000b.

持者认为，二十世纪美国死亡率的急剧下降是特殊机会造成的结果，那些已经有过这种机会的国家也不能复制：有机会消除由于急性传染病造成的大多数死者，这些疾病集中在婴儿和幼儿时期。二十世纪之交所有死亡人数中超过三分之一的人都是 5 岁以下童，而今天的婴儿和儿童死亡人数不到全年总死亡人数的 2％。相比之下，65 岁及以上人口中的死亡人数在 1900 年仅占总死亡人数的 18％，而如今，这一比例已经上升到死亡人数的四分之三。[①]

因此，在二十一世纪初，这种观点认为，年龄在 50 岁以上的人口中，超过 90％的人开始患上越来越多的慢性病，因为他们的重要器官系统随着年龄的增长而自然失去效力，并最终会恶化到无法维持正常生命的程度。这一经验性的观察得到了各种各样的理论支持，其中一些来自演化生物学，涉及重要器官系统的细胞衰退的原因。一个著名的理论主张，由于生命繁殖到 50 岁时就停止了，在生育年龄之后的死亡人数急剧上升，这是因为自然选择的力量并没有消除那些在 50 岁以后加速生理衰退的基因。

---

[①] 年龄结构的变化对死亡率分布的某些变化负有责任。按照这种认识，已经发生这种下降的国家不可能出现另一种死亡率的下降。U. S. National Center for Health Statistics 1997；Preston，Keyfitz，and Schoen 1972；Preston 1985；Linder and Grove 1947.

然而，存在有说服力的主张，阐明了对二十一世纪健康和预期寿命的改善进程更乐观的看法。其中一个观点的依据不是过去平均预期寿命变化的预测，而是 1840 年以来预期寿命的创纪录变化。预期寿命记录被定义为任何国家在每个时间点所保持的最高的预期寿命。例如，人口统计学家发现了 1840 年出生的瑞典女性的预期寿命记录，平均寿命为 45 岁多一点。在 2000 年，日本女性的预期寿命记录达到近 85 岁。在这 160 年的时间里，如果将曲线拟合到这样的最佳实践中，就会得到一条线性曲线，这表明在可预见的未来，女性的预期寿命将以每 10 年增加 2.4 岁的速度增长，男性的预期寿命将以每 10 年增加 2.2 岁的速度增长。按照这些方程式计算，预计到 2070 年，美国女性的预期寿命将在 92.5 岁和 101.5 岁之间，这大大超过了 1999 年社会保障局做出的 83.9 岁的预测。[①]

事实是人口统计学家对过去最高预期寿命的预测是出了名的保守，那时这些预测都建立在平均经验的基础上。在二十世纪二十年代后期，大都会人寿保险公司的首席精算师达布林（L. I. Dublin）将男性和女性的平均预期寿命上限设为 64.75 岁。1936 年，他与二十世纪上

---

① Oeppen and Vaupel 2002.

半叶著名的数学人口学家合作，公开将平均预期寿命的上限修改为 69.93 岁。[①] 最近，一位著名老年病学家将人类平均预期寿命上限设定在 85 岁加或减 7 岁（不考虑分子生物学的一些重大突破）。[②] 一般而言，这些上限往往会在 5～10 年的范围内超出预测发表时观察到的预期寿命。[③]

在二十世纪的历史进程中，慢性病发病率的加速下降支持了这一命题，即在二十一世纪预期寿命的增加是相当大的。在二十世纪初期，美国老年人患有慢性病的负担不仅更重，而且在生命周期中发病时间也要比今天早 10 年多的时间。此外，在 50 岁和 70 岁之间的任何一个年龄的并发症数量也远低于一个世纪前普遍的水平。根据一项研究，这相当于推迟了老年的年龄，因为并发症指数每增加一个单位就相当于老了 10 岁。对自二十世纪八十年代初以来已达到 65 岁的群体的功能限制变化的研究表明，从二十世纪八十年代和九十年代的均衡状况来看，这种功能受限正在加速下降。[④]

多拉·科斯塔（Dora Costa）已经发现，来自身体指标方面的有利变化，特别是腰臀比（测量腹部脂肪的一种方法）的下降，解释了在二十世纪的进程中 65 岁以

---

① Dublin 1928；Dublin and Lotka 1936.

② Fries 1980，1990.

③ 参见 Oeppen and Vaupel 2002 suppl。

④ Helmchen 2003；Charlson et al. 1994；Stuck et al. 1999；Manton and Gu 2001.

上人口死亡率下降接近一半的原因。[1] 考虑到 1988 年男性军人的年龄特征，她预测：在 1988—2022 年期间 65 岁之后男性年死亡率的下降幅度比 1914—1988 年期间的高两倍。总体而言，有关慢性病趋势和身体指标方面的研究倾向于支持对二十一世纪人类寿命延长方面持续线性趋势的预测。

支持乐观主义者们所做的预测的一个因素是，个人没有慢性病的年数跨度越来越长。对于那些在二十世纪第一个 10 年达到 65 岁的人来说，慢性病的发病平均年龄大约是 51 岁。然而，到了二十世纪九十年代，慢性病的发病平均年龄晚了十多年。此外，这些慢性病现在普遍比较轻，并且可以采取许多有效的医疗干预措施来减轻慢性病的影响。[2] 通过生物学和微芯片技术的结合，为处理慢性残疾提供新的更有效技术的前景充满希望。事实上，通过结合活细胞和电子设备的医疗装置来代替失效的器官的研发，已经发展到人体试验的阶段。[3] 离实现这一目标还有一段距离，但更有希望的是，基因工程的进步将为现在无法治愈的疾病带来治疗方法。[4]

---

[1]　Costa，forthcoming.

[2]　Helmchen 2003.

[3]　Arnst 2003.

[4]　*Economist* 2003.

# 附　录

如果将图 2.4 中死亡率的相对风险以法国 1785 年的粗死亡率为标准，则可以得到表 A1 所示的粗死亡率（‰）的时间序列。

表 A1　　　　　　　　　相对死亡风险

| 大概日期 | 每千人中的死亡人数 | |
|---|---|---|
| | 根据图 2.4 估计 | 样本记录值 |
| 1705 年 | 40 | — |
| 1785 年 | 36 | 36 |
| 1867 年 | 24 | 25 |
| 1967 年 | 19 | 11 |

瓦勒尔（Waaler, 1984）的表 4 列出了 50~64 岁挪威男性的相对死亡率，其中平均身高的间隔为 10 厘米，平均体重的间隔为 10 千克。试图将等风险曲线与这些平均值点

拟合，结果并不令人满意。由于当时我们无法获取这些平均值数据，似乎可以通过多项式插值法来填充表格，并使用生成的数据估计风险-身高-体重间存在的关系。[1]

插值法分两步完成：第一步是取表中给出的相对死亡率数据，并使用标准最小二乘回归法将多项式按体重赋值到风险值矩阵（对应给定的身高）的每一列，将多项式按身高赋值到风险值矩阵（对应给定的体重）的每一行。这些多项式是对应的行或列中元素数所允许的最大顺序中的每一个，然后用来在表的每一行和每一列之间以整个厘米和千克为间隔生成值。这一步生成了 700 个数据点。

为进一步增加可用数据，用第一步生成的行和列为第二轮多项式插值。该方法与第一轮中使用的方法相同，并将数据点总数扩充到 70 000 个。

然后，这 70 000 个身高-体重-相对死亡率三组数据常常用来估算相对死亡风险对身高和体重的三次响应面或生产函数：

$$R = F(H, W) + \varepsilon \qquad (1)$$

其中，

$$F(H, W) = \sum_{0 \leqslant i+k \leqslant 3} \beta_{ik} H^i W^k \qquad (2)$$

---

[1]　金随后获取了有关挪威接近 180 万次观察的数据集。从分类数据中得到的瓦勒尔面的图与本书中显示的图在本质上是相同的。尽管如此，有了这些全面的观察，许多额外的其他问题也可以讨论。见 Kim（1996）。

式中，$R$ = 相对死亡风险，$H$ = 身高（米），$W$ = 体重（千克），$\beta_{ik}$ 是 $H^i W^k$ 的系数，$\varepsilon$ 为随机干扰项。四次及更高次的多项式仅在相当大的计算量的前提下才能稍微改善所述条件，其所得的等高线图几乎与立方体的等高线图有相同的曲面效果图。由于受到强加的严格限制，二次型形式被拒绝：它有一条直线形的最小风险曲线，通常迫使估算的最小风险曲线位于真实曲线的右侧。

最小风险曲线被定义为（$H$，$W$）对的轨迹，使得 $W$ 在给定 $H$ 的情况下相对死亡风险最小。因此，响应面函数的估计形式为 $\hat{R} = \hat{F}(H, W)$，它的方程是

$$O = \frac{\partial \hat{R}}{\partial W} = \frac{\partial}{\partial W}\hat{F}(H, W) \tag{3}$$

从中很显而易见的是，二次方程 $\hat{F}$ 必定具有线性最小的风险曲线。

最后，$\hat{R} = r$ 的等风险曲线仅为

$$\hat{F}(H, W) - r = 0 \tag{4}$$

其中，BMI $= b$ 的等 BMI 曲线定义为

$$W - bH^2 = 0 \tag{5}$$

文前插图显示了与书中图 2.4 相对应的死亡风险面。表 A2 列出了按体重和身高计算的相对死亡风险。表 A3 给出了 BMI 和身高的相对死亡风险，也给出了最佳 BMI 和每个身高所对应的风险。

表 A2　　按体重（千克）和身高（米）计算的 50～64 岁
挪威男性的相对死亡风险表

| m kg | 40 | 41 | 42 | 43 | 44 | 45 | 46 | 47 | 48 | 49 | 50 |
|---|---|---|---|---|---|---|---|---|---|---|---|
| 1.55 | 2.18 | 2.10 | 2.02 | 1.95 | 1.88 | 1.81 | 1.75 | 1.70 | 1.65 | 1.60 | 1.56 |
| 1.56 | 2.22 | 2.14 | 2.06 | 1.98 | 1.91 | 1.84 | 1.78 | 1.72 | 1.66 | 1.61 | 1.57 |
| 1.57 | 2.27 | 2.18 | 2.09 | 2.01 | 1.94 | 1.86 | 1.80 | 1.74 | 1.68 | 1.63 | 1.58 |
| 1.58 | 2.31 | 2.22 | 2.13 | 2.04 | 1.97 | 1.89 | 1.82 | 1.76 | 1.70 | 1.64 | 1.59 |
| 1.59 | 2.35 | 2.26 | 2.16 | 2.08 | 2.00 | 1.92 | 1.85 | 1.78 | 1.72 | 1.66 | 1.60 |
| 1.60 | 2.40 | 2.30 | 2.20 | 2.11 | 2.03 | 1.95 | 1.87 | 1.80 | 1.74 | 1.67 | 1.62 |
| 1.61 | 2.44 | 2.34 | 2.24 | 2.15 | 2.06 | 1.98 | 1.90 | 1.83 | 1.76 | 1.69 | 1.63 |
| 1.62 | 2.49 | 2.38 | 2.28 | 2.18 | 2.09 | 2.01 | 1.93 | 1.85 | 1.78 | 1.71 | 1.65 |
| 1.63 | 2.53 | 2.42 | 2.32 | 2.22 | 2.13 | 2.04 | 1.96 | 1.88 | 1.80 | 1.73 | 1.66 |
| 1.64 | 2.58 | 2.47 | 2.36 | 2.26 | 2.16 | 2.07 | 1.98 | 1.90 | 1.82 | 1.75 | 1.68 |
| 1.65 | 2.63 | 2.51 | 2.40 | 2.30 | 2.20 | 2.10 | 2.01 | 1.93 | 1.85 | 1.77 | 1.70 |
| 1.66 | 2.67 | 2.56 | 2.44 | 2.34 | 2.23 | 2.14 | 2.04 | 1.96 | 1.87 | 1.80 | 1.72 |
| 1.67 | 2.72 | 2.60 | 2.49 | 2.38 | 2.27 | 2.17 | 2.08 | 1.99 | 1.90 | 1.82 | 1.74 |
| 1.68 | 2.77 | 2.65 | 2.53 | 2.42 | 2.31 | 2.21 | 2.11 | 2.01 | 1.93 | 1.84 | 1.76 |
| 1.69 | 2.82 | 2.69 | 2.57 | 2.46 | 2.35 | 2.24 | 2.14 | 2.04 | 1.95 | 1.87 | 1.79 |
| 1.70 | 2.87 | 2.74 | 2.61 | 2.50 | 2.38 | 2.28 | 2.17 | 2.08 | 1.98 | 1.89 | 1.81 |
| 1.71 | 2.92 | 2.78 | 2.66 | 2.54 | 2.42 | 2.31 | 2.21 | 2.11 | 2.01 | 1.92 | 1.83 |
| 1.72 | 2.97 | 2.83 | 2.70 | 2.58 | 2.46 | 2.35 | 2.24 | 2.14 | 2.04 | 1.95 | 1.86 |
| 1.73 | 3.02 | 2.88 | 2.75 | 2.62 | 2.50 | 2.39 | 2.27 | 2.17 | 2.07 | 1.97 | 1.88 |
| 1.74 | 3.06 | 2.93 | 2.79 | 2.66 | 2.54 | 2.42 | 2.31 | 2.20 | 2.10 | 2.00 | 1.91 |
| 1.75 | 3.11 | 2.97 | 2.84 | 2.71 | 2.58 | 2.46 | 2.34 | 2.23 | 2.13 | 2.03 | 1.93 |
| 1.76 | 3.16 | 3.02 | 2.88 | 2.75 | 2.62 | 2.50 | 2.38 | 2.27 | 2.16 | 2.06 | 1.96 |
| 1.77 | 3.21 | 3.07 | 2.93 | 2.79 | 2.66 | 2.54 | 2.42 | 2.30 | 2.19 | 2.09 | 1.99 |
| 1.78 | 3.26 | 3.12 | 2.97 | 2.83 | 2.70 | 2.57 | 2.45 | 2.34 | 2.22 | 2.12 | 2.02 |

| 1.79 | 3.31 | 3.16 | 3.02 | 2.88 | 2.74 | 2.61 | 2.49 | 2.37 | 2.26 | 2.15 | 2.04 |
| 1.80 | 3.36 | 3.21 | 3.06 | 2.92 | 2.78 | 2.65 | 2.53 | 2.40 | 2.29 | 2.18 | 2.07 |
| 1.81 | 3.41 | 3.26 | 3.11 | 2.96 | 2.82 | 2.69 | 2.56 | 2.44 | 2.32 | 2.21 | 2.10 |
| 1.82 | 3.46 | 3.31 | 3.15 | 3.01 | 2.86 | 2.73 | 2.60 | 2.47 | 2.35 | 2.24 | 2.13 |
| 1.83 | 3.51 | 3.35 | 3.20 | 3.05 | 2.91 | 2.77 | 2.63 | 2.51 | 2.39 | 2.27 | 2.16 |
| 1.84 | 3.56 | 3.40 | 3.24 | 3.09 | 2.95 | 2.81 | 2.67 | 2.54 | 2.42 | 2.30 | 2.19 |
| 1.85 | 3.61 | 3.45 | 3.29 | 3.13 | 2.99 | 2.84 | 2.71 | 2.58 | 2.45 | 2.33 | 2.22 |
| 1.86 | 3.66 | 3.49 | 3.33 | 3.18 | 3.03 | 2.88 | 2.75 | 2.61 | 2.48 | 2.36 | 2.25 |
| 1.87 | 3.71 | 3.54 | 3.38 | 3.22 | 3.07 | 2.92 | 2.78 | 2.65 | 2.52 | 2.39 | 2.28 |
| 1.88 | 3.76 | 3.58 | 3.42 | 3.26 | 3.11 | 2.96 | 2.82 | 2.68 | 2.55 | 2.43 | 2.30 |
| 1.89 | 3.80 | 3.63 | 3.46 | 3.30 | 3.15 | 3.00 | 2.85 | 2.72 | 2.58 | 2.46 | 2.33 |
| 1.90 | 3.85 | 3.67 | 3.51 | 3.34 | 3.19 | 3.04 | 2.89 | 2.75 | 2.62 | 2.49 | 2.36 |
| 1.91 | 3.90 | 3.72 | 3.55 | 3.38 | 3.23 | 3.07 | 2.93 | 2.78 | 2.65 | 2.52 | 2.39 |
| 1.92 | 3.94 | 3.76 | 3.59 | 3.42 | 3.26 | 3.11 | 2.96 | 2.82 | 2.68 | 2.55 | 2.42 |
| 1.93 | 3.99 | 3.81 | 3.63 | 3.46 | 3.30 | 3.15 | 3.00 | 2.85 | 2.71 | 2.58 | 2.45 |
| 1.94 | 4.03 | 3.85 | 3.67 | 3.50 | 3.34 | 3.18 | 3.03 | 2.89 | 2.75 | 2.61 | 2.48 |
| 1.95 | 4.08 | 3.89 | 3.71 | 3.54 | 3.38 | 3.22 | 3.07 | 2.92 | 2.78 | 2.64 | 2.51 |
| $m\ kg$ | 51 | 52 | 53 | 54 | 55 | 56 | 57 | 58 | 59 | 60 | 61 |
| 1.55 | 1.52 | 1.48 | 1.45 | 1.42 | 1.40 | 1.38 | 1.36 | 1.35 | 1.34 | 1.33 | 1.33 |
| 1.56 | 1.52 | 1.49 | 1.45 | 1.42 | 1.39 | 1.37 | 1.35 | 1.33 | 1.32 | 1.31 | 1.30 |
| 1.57 | 1.53 | 1.49 | 1.45 | 1.42 | 1.39 | 1.36 | 1.34 | 1.32 | 1.31 | 1.29 | 1.28 |
| 1.58 | 1.54 | 1.50 | 1.46 | 1.42 | 1.39 | 1.36 | 1.33 | 1.31 | 1.29 | 1.28 | 1.27 |
| 1.59 | 1.55 | 1.50 | 1.46 | 1.42 | 1.39 | 1.36 | 1.33 | 1.30 | 1.28 | 1.26 | 1.25 |
| 1.60 | 1.56 | 1.51 | 1.47 | 1.43 | 1.39 | 1.35 | 1.32 | 1.30 | 1.27 | 1.25 | 1.24 |
| 1.61 | 1.57 | 1.52 | 1.47 | 1.43 | 1.39 | 1.35 | 1.32 | 1.29 | 1.26 | 1.24 | 1.22 |
| 1.62 | 1.59 | 1.53 | 1.48 | 1.44 | 1.39 | 1.35 | 1.32 | 1.29 | 1.26 | 1.23 | 1.21 |
| 1.63 | 1.60 | 1.55 | 1.49 | 1.44 | 1.40 | 1.35 | 1.32 | 1.28 | 1.25 | 1.22 | 1.20 |

| | | | | | | | | | | | |
|---|---|---|---|---|---|---|---|---|---|---|---|
| 1.64 | 1.62 | 1.56 | 1.50 | 1.45 | 1.40 | 1.36 | 1.32 | 1.28 | 1.25 | 1.22 | 1.19 |
| 1.65 | 1.63 | 1.57 | 1.51 | 1.46 | 1.41 | 1.36 | 1.32 | 1.28 | 1.24 | 1.21 | 1.18 |
| 1.66 | 1.65 | 1.59 | 1.53 | 1.47 | 1.42 | 1.37 | 1.32 | 1.28 | 1.24 | 1.21 | 1.18 |
| 1.67 | 1.67 | 1.60 | 1.54 | 1.48 | 1.42 | 1.37 | 1.33 | 1.28 | 1.24 | 1.20 | 1.17 |
| 1.68 | 1.69 | 1.62 | 1.55 | 1.49 | 1.43 | 1.38 | 1.33 | 1.28 | 1.24 | 1.20 | 1.17 |
| 1.69 | 1.71 | 1.64 | 1.57 | 1.50 | 1.44 | 1.39 | 1.34 | 1.29 | 1.24 | 1.20 | 1.17 |
| 1.70 | 1.73 | 1.65 | 1.58 | 1.52 | 1.46 | 1.40 | 1.34 | 1.29 | 1.25 | 1.20 | 1.16 |
| 1.71 | 1.75 | 1.67 | 1.60 | 1.53 | 1.47 | 1.41 | 1.35 | 1.30 | 1.25 | 1.21 | 1.16 |
| 1.72 | 1.77 | 1.69 | 1.62 | 1.55 | 1.48 | 1.42 | 1.36 | 1.31 | 1.25 | 1.21 | 1.16 |
| 1.73 | 1.80 | 1.71 | 1.64 | 1.56 | 1.50 | 1.43 | 1.37 | 1.31 | 1.26 | 1.21 | 1.17 |
| 1.74 | 1.82 | 1.74 | 1.66 | 1.58 | 1.51 | 1.44 | 1.38 | 1.32 | 1.27 | 1.22 | 1.17 |
| 1.75 | 1.84 | 1.76 | 1.68 | 1.60 | 1.53 | 1.46 | 1.39 | 1.33 | 1.28 | 1.22 | 1.17 |
| 1.76 | 1.87 | 1.78 | 1.70 | 1.62 | 1.54 | 1.47 | 1.40 | 1.34 | 1.28 | 1.23 | 1.18 |
| 1.77 | 1.89 | 1.80 | 1.72 | 1.64 | 1.56 | 1.49 | 1.42 | 1.35 | 1.29 | 1.24 | 1.19 |
| 1.78 | 1.92 | 1.83 | 1.74 | 1.66 | 1.58 | 1.50 | 1.43 | 1.37 | 1.30 | 1.25 | 1.19 |
| 1.79 | 1.94 | 1.85 | 1.76 | 1.68 | 1.59 | 1.52 | 1.45 | 1.38 | 1.31 | 1.26 | 1.20 |
| 1.80 | 1.97 | 1.87 | 1.78 | 1.70 | 1.61 | 1.54 | 1.46 | 1.39 | 1.33 | 1.27 | 1.21 |
| 1.81 | 2.00 | 1.90 | 1.81 | 1.72 | 1.63 | 1.55 | 1.48 | 1.41 | 1.34 | 1.28 | 1.22 |
| 1.82 | 2.02 | 1.92 | 1.83 | 1.74 | 1.65 | 1.57 | 1.49 | 1.42 | 1.35 | 1.29 | 1.23 |
| 1.83 | 2.05 | 1.95 | 1.85 | 1.76 | 1.67 | 1.59 | 1.51 | 1.44 | 1.37 | 1.30 | 1.24 |
| 1.84 | 2.08 | 1.98 | 1.88 | 1.78 | 1.69 | 1.61 | 1.53 | 1.45 | 1.38 | 1.31 | 1.25 |
| 1.85 | 2.11 | 2.00 | 1.90 | 1.80 | 1.71 | 1.63 | 1.55 | 1.47 | 1.40 | 1.33 | 1.26 |
| 1.86 | 2.13 | 2.03 | 1.92 | 1.83 | 1.74 | 1.65 | 1.56 | 1.49 | 1.41 | 1.34 | 1.27 |
| 1.87 | 2.16 | 2.05 | 1.95 | 1.85 | 1.76 | 1.67 | 1.58 | 1.50 | 1.43 | 1.35 | 1.29 |
| 1.88 | 2.19 | 2.08 | 1.97 | 1.87 | 1.78 | 1.69 | 1.60 | 1.52 | 1.44 | 1.37 | 1.30 |
| 1.89 | 2.22 | 2.11 | 2.00 | 1.90 | 1.80 | 1.71 | 1.62 | 1.54 | 1.46 | 1.38 | 1.31 |
| 1.90 | 2.25 | 2.13 | 2.02 | 1.92 | 1.82 | 1.73 | 1.64 | 1.56 | 1.48 | 1.40 | 1.33 |

| 1.91 | 2.27 | 2.16 | 2.05 | 1.94 | 1.84 | 1.75 | 1.66 | 1.57 | 1.49 | 1.42 | 1.34 |
| 1.92 | 2.30 | 2.19 | 2.07 | 1.97 | 1.87 | 1.77 | 1.68 | 1.59 | 1.51 | 1.43 | 1.36 |
| 1.93 | 2.33 | 2.21 | 2.10 | 1.99 | 1.89 | 1.79 | 1.70 | 1.61 | 1.53 | 1.45 | 1.37 |
| 1.94 | 2.36 | 2.24 | 2.12 | 2.02 | 1.91 | 1.81 | 1.72 | 1.63 | 1.55 | 1.47 | 1.39 |
| 1.95 | 2.38 | 2.26 | 2.15 | 2.04 | 1.93 | 1.83 | 1.74 | 1.65 | 1.56 | 1.48 | 1.41 |
| $m\,kg$ | 62 | 63 | 64 | 65 | 66 | 67 | 68 | 69 | 70 | 71 | 72 |
| 1.55 | 1.32 | 1.33 | 1.33 | 1.34 | 1.35 | 1.36 | 1.37 | 1.39 | 1.41 | 1.43 | 1.46 |
| 1.56 | 1.30 | 1.30 | 1.30 | 1.31 | 1.31 | 1.32 | 1.34 | 1.35 | 1.37 | 1.39 | 1.41 |
| 1.57 | 1.28 | 1.28 | 1.27 | 1.28 | 1.28 | 1.29 | 1.30 | 1.31 | 1.33 | 1.34 | 1.36 |
| 1.58 | 1.26 | 1.25 | 1.25 | 1.25 | 1.25 | 1.26 | 1.26 | 1.27 | 1.29 | 1.30 | 1.32 |
| 1.59 | 1.24 | 1.23 | 1.23 | 1.22 | 1.22 | 1.23 | 1.23 | 1.24 | 1.25 | 1.26 | 1.28 |
| 1.60 | 1.22 | 1.21 | 1.20 | 1.20 | 1.20 | 1.20 | 1.20 | 1.21 | 1.21 | 1.22 | 1.24 |
| 1.61 | 1.21 | 1.19 | 1.18 | 1.18 | 1.17 | 1.17 | 1.17 | 1.17 | 1.18 | 1.19 | 1.20 |
| 1.62 | 1.19 | 1.18 | 1.16 | 1.15 | 1.15 | 1.14 | 1.14 | 1.14 | 1.15 | 1.15 | 1.16 |
| 1.63 | 1.18 | 1.16 | 1.15 | 1.13 | 1.13 | 1.12 | 1.12 | 1.12 | 1.12 | 1.12 | 1.13 |
| 1.64 | 1.17 | 1.15 | 1.13 | 1.12 | 1.11 | 1.10 | 1.09 | 1.09 | 1.09 | 1.09 | 1.10 |
| 1.65 | 1.16 | 1.14 | 1.12 | 1.10 | 1.09 | 1.08 | 1.07 | 1.07 | 1.06 | 1.06 | 1.07 |
| 1.66 | 1.15 | 1.12 | 1.10 | 1.09 | 1.07 | 1.06 | 1.05 | 1.04 | 1.04 | 1.04 | 1.04 |
| 1.67 | 1.14 | 1.12 | 1.09 | 1.07 | 1.06 | 1.04 | 1.03 | 1.02 | 1.02 | 1.01 | 1.01 |
| 1.68 | 1.14 | 1.11 | 1.08 | 1.06 | 1.04 | 1.03 | 1.01 | 1.00 | 0.99 | 0.99 | 0.99 |
| 1.69 | 1.13 | 1.10 | 1.07 | 1.05 | 1.03 | 1.01 | 1.00 | 0.98 | 0.98 | 0.97 | 0.96 |
| 1.70 | 1.13 | 1.10 | 1.07 | 1.04 | 1.02 | 1.00 | 0.98 | 0.97 | 0.96 | 0.95 | 0.94 |
| 1.71 | 1.13 | 1.09 | 1.06 | 1.03 | 1.01 | 0.99 | 0.97 | 0.95 | 0.94 | 0.93 | 0.92 |
| 1.72 | 1.13 | 1.09 | 1.06 | 1.03 | 1.00 | 0.98 | 0.96 | 0.94 | 0.93 | 0.91 | 0.90 |
| 1.73 | 1.13 | 1.09 | 1.05 | 1.02 | 0.99 | 0.97 | 0.95 | 0.93 | 0.91 | 0.90 | 0.89 |
| 1.74 | 1.13 | 1.09 | 1.05 | 1.02 | 0.99 | 0.96 | 0.94 | 0.92 | 0.90 | 0.89 | 0.87 |
| 1.75 | 1.13 | 1.09 | 1.05 | 1.01 | 0.98 | 0.95 | 0.93 | 0.91 | 0.89 | 0.87 | 0.86 |

| | | | | | | | | | | | |
|---|---|---|---|---|---|---|---|---|---|---|---|
| 1.76 | 1.13 | 1.09 | 1.05 | 1.01 | 0.98 | 0.95 | 0.92 | 0.90 | 0.88 | 0.86 | 0.85 |
| 1.77 | 1.14 | 1.09 | 1.05 | 1.01 | 0.98 | 0.95 | 0.92 | 0.89 | 0.87 | 0.85 | 0.84 |
| 1.78 | 1.14 | 1.09 | 1.05 | 1.01 | 0.98 | 0.94 | 0.91 | 0.89 | 0.86 | 0.84 | 0.83 |
| 1.79 | 1.15 | 1.10 | 1.05 | 1.01 | 0.98 | 0.94 | 0.91 | 0.88 | 0.86 | 0.84 | 0.82 |
| 1.80 | 1.15 | 1.10 | 1.06 | 1.02 | 0.98 | 0.94 | 0.91 | 0.88 | 0.85 | 0.83 | 0.81 |
| 1.81 | 1.16 | 1.11 | 1.06 | 1.02 | 0.98 | 0.94 | 0.91 | 0.88 | 0.85 | 0.83 | 0.81 |
| 1.82 | 1.17 | 1.12 | 1.07 | 1.02 | 0.98 | 0.94 | 0.91 | 0.88 | 0.85 | 0.82 | 0.80 |
| 1.83 | 1.18 | 1.13 | 1.08 | 1.03 | 0.99 | 0.95 | 0.91 | 0.88 | 0.85 | 0.82 | 0.80 |
| 1.84 | 1.19 | 1.13 | 1.08 | 1.03 | 0.99 | 0.95 | 0.91 | 0.88 | 0.85 | 0.82 | 0.80 |
| 1.85 | 1.20 | 1.14 | 1.09 | 1.04 | 1.00 | 0.95 | 0.92 | 0.88 | 0.85 | 0.82 | 0.79 |
| 1.86 | 1.21 | 1.15 | 1.10 | 1.05 | 1.00 | 0.96 | 0.92 | 0.88 | 0.85 | 0.82 | 0.79 |
| 1.87 | 1.22 | 1.16 | 1.11 | 1.06 | 1.01 | 0.97 | 0.92 | 0.89 | 0.85 | 0.82 | 0.80 |
| 1.88 | 1.24 | 1.18 | 1.12 | 1.07 | 1.02 | 0.97 | 0.93 | 0.89 | 0.86 | 0.83 | 0.80 |
| 1.89 | 1.25 | 1.19 | 1.13 | 1.08 | 1.03 | 0.98 | 0.94 | 0.90 | 0.86 | 0.83 | 0.80 |
| 1.90 | 1.26 | 1.20 | 1.14 | 1.09 | 1.03 | 0.99 | 0.94 | 0.90 | 0.87 | 0.83 | 0.80 |
| 1.91 | 1.28 | 1.21 | 1.15 | 1.10 | 1.04 | 1.00 | 0.95 | 0.91 | 0.87 | 0.84 | 0.81 |
| 1.92 | 1.29 | 1.23 | 1.16 | 1.11 | 1.05 | 1.01 | 0.96 | 0.92 | 0.88 | 0.85 | 0.81 |
| 1.93 | 1.30 | 1.24 | 1.18 | 1.12 | 1.07 | 1.02 | 0.97 | 0.93 | 0.89 | 0.85 | 0.82 |
| 1.94 | 1.32 | 1.25 | 1.19 | 1.13 | 1.08 | 1.03 | 0.98 | 0.94 | 0.90 | 0.86 | 0.83 |
| 1.95 | 1.33 | 1.27 | 1.20 | 1.14 | 1.09 | 1.04 | 0.99 | 0.94 | 0.90 | 0.87 | 0.83 |
| *m kg* | 73 | 74 | 75 | 76 | 77 | 78 | 79 | 80 | 81 | 82 | 83 |
| 1.55 | 1.48 | 1.51 | 1.54 | 1.57 | 1.60 | 1.64 | 1.67 | 1.71 | 1.75 | 1.78 | 1.82 |
| 1.56 | 1.43 | 1.46 | 1.48 | 1.51 | 1.54 | 1.57 | 1.61 | 1.64 | 1.68 | 1.72 | 1.75 |
| 1.57 | 1.38 | 1.41 | 1.43 | 1.46 | 1.49 | 1.52 | 1.55 | 1.58 | 1.61 | 1.65 | 1.69 |
| 1.58 | 1.34 | 1.36 | 1.38 | 1.41 | 1.43 | 1.46 | 1.49 | 1.52 | 1.55 | 1.59 | 1.62 |
| 1.59 | 1.29 | 1.31 | 1.33 | 1.36 | 1.38 | 1.41 | 1.43 | 1.46 | 1.49 | 1.53 | 1.56 |
| 1.60 | 1.25 | 1.27 | 1.29 | 1.31 | 1.33 | 1.35 | 1.38 | 1.41 | 1.44 | 1.47 | 1.50 |

| 1.61 | 1.21 | 1.23 | 1.24 | 1.26 | 1.28 | 1.31 | 1.33 | 1.35 | 1.38 | 1.41 | 1.44 |
| 1.62 | 1.17 | 1.19 | 1.20 | 1.22 | 1.24 | 1.26 | 1.28 | 1.30 | 1.33 | 1.36 | 1.38 |
| 1.63 | 1.14 | 1.15 | 1.16 | 1.18 | 1.19 | 1.21 | 1.23 | 1.26 | 1.28 | 1.31 | 1.33 |
| 1.64 | 1.10 | 1.11 | 1.13 | 1.14 | 1.15 | 1.17 | 1.19 | 1.21 | 1.23 | 1.26 | 1.28 |
| 1.65 | 1.07 | 1.08 | 1.09 | 1.10 | 1.11 | 1.13 | 1.15 | 1.17 | 1.19 | 1.21 | 1.23 |
| 1.66 | 1.04 | 1.05 | 1.06 | 1.07 | 1.08 | 1.09 | 1.11 | 1.12 | 1.14 | 1.16 | 1.19 |
| 1.67 | 1.01 | 1.02 | 1.02 | 1.03 | 1.04 | 1.06 | 1.07 | 1.09 | 1.10 | 1.12 | 1.14 |
| 1.68 | 0.99 | 0.99 | 0.99 | 1.00 | 1.01 | 1.02 | 1.03 | 1.05 | 1.06 | 1.08 | 1.10 |
| 1.69 | 0.96 | 0.96 | 0.97 | 0.97 | 0.98 | 0.99 | 1.00 | 1.01 | 1.03 | 1.04 | 1.06 |
| 1.70 | 0.94 | 0.94 | 0.94 | 0.94 | 0.95 | 0.96 | 0.97 | 0.98 | 0.99 | 1.01 | 1.02 |
| 1.71 | 0.92 | 0.92 | 0.92 | 0.92 | 0.92 | 0.93 | 0.94 | 0.95 | 0.96 | 0.97 | 0.99 |
| 1.72 | 0.90 | 0.89 | 0.89 | 0.89 | 0.90 | 0.90 | 0.91 | 0.92 | 0.93 | 0.94 | 0.96 |
| 1.73 | 0.88 | 0.88 | 0.87 | 0.87 | 0.87 | 0.88 | 0.88 | 0.89 | 0.90 | 0.91 | 0.92 |
| 1.74 | 0.86 | 0.86 | 0.85 | 0.85 | 0.85 | 0.85 | 0.86 | 0.86 | 0.87 | 0.88 | 0.90 |
| 1.75 | 0.85 | 0.84 | 0.83 | 0.83 | 0.83 | 0.83 | 0.84 | 0.84 | 0.85 | 0.86 | 0.87 |
| 1.76 | 0.83 | 0.83 | 0.82 | 0.81 | 0.81 | 0.81 | 0.81 | 0.82 | 0.82 | 0.83 | 0.84 |
| 1.77 | 0.82 | 0.81 | 0.80 | 0.80 | 0.79 | 0.79 | 0.79 | 0.80 | 0.80 | 0.81 | 0.82 |
| 1.78 | 0.81 | 0.80 | 0.79 | 0.78 | 0.78 | 0.78 | 0.78 | 0.78 | 0.78 | 0.79 | 0.80 |
| 1.79 | 0.80 | 0.79 | 0.78 | 0.77 | 0.77 | 0.76 | 0.76 | 0.76 | 0.77 | 0.77 | 0.78 |
| 1.80 | 0.79 | 0.78 | 0.77 | 0.76 | 0.75 | 0.75 | 0.75 | 0.75 | 0.75 | 0.75 | 0.76 |
| 1.81 | 0.79 | 0.77 | 0.76 | 0.75 | 0.74 | 0.74 | 0.73 | 0.73 | 0.73 | 0.74 | 0.74 |
| 1.82 | 0.78 | 0.77 | 0.75 | 0.74 | 0.73 | 0.73 | 0.72 | 0.72 | 0.72 | 0.72 | 0.73 |
| 1.83 | 0.78 | 0.76 | 0.74 | 0.73 | 0.72 | 0.72 | 0.71 | 0.71 | 0.71 | 0.71 | 0.72 |
| 1.84 | 0.77 | 0.76 | 0.74 | 0.73 | 0.72 | 0.71 | 0.70 | 0.70 | 0.70 | 0.70 | 0.70 |
| 1.85 | 0.77 | 0.75 | 0.74 | 0.72 | 0.71 | 0.70 | 0.70 | 0.69 | 0.69 | 0.69 | 0.69 |
| 1.86 | 0.77 | 0.75 | 0.73 | 0.72 | 0.71 | 0.70 | 0.69 | 0.69 | 0.68 | 0.68 | 0.69 |
| 1.87 | 0.77 | 0.75 | 0.73 | 0.72 | 0.70 | 0.69 | 0.69 | 0.68 | 0.68 | 0.68 | 0.68 |

| 1.88 | 0.77 | 0.75 | 0.73 | 0.71 | 0.70 | 0.69 | 0.68 | 0.68 | 0.67 | 0.67 | 0.67 |
| 1.89 | 0.77 | 0.75 | 0.73 | 0.71 | 0.70 | 0.69 | 0.68 | 0.67 | 0.67 | 0.67 | 0.67 |
| 1.90 | 0.78 | 0.75 | 0.73 | 0.72 | 0.70 | 0.69 | 0.68 | 0.67 | 0.67 | 0.67 | 0.67 |
| 1.91 | 0.78 | 0.76 | 0.74 | 0.72 | 0.70 | 0.69 | 0.68 | 0.67 | 0.67 | 0.66 | 0.66 |
| 1.92 | 0.79 | 0.76 | 0.74 | 0.72 | 0.70 | 0.69 | 0.68 | 0.67 | 0.67 | 0.66 | 0.66 |
| 1.93 | 0.79 | 0.77 | 0.74 | 0.72 | 0.71 | 0.69 | 0.68 | 0.67 | 0.67 | 0.67 | 0.66 |
| 1.94 | 0.80 | 0.77 | 0.75 | 0.73 | 0.71 | 0.70 | 0.69 | 0.68 | 0.67 | 0.67 | 0.67 |
| 1.95 | 0.80 | 0.78 | 0.75 | 0.73 | 0.72 | 0.70 | 0.69 | 0.68 | 0.68 | 0.67 | 0.67 |
| *m kg* | 84 | 85 | 86 | 87 | 88 | 89 | 90 | 91 | 92 | 93 | 94 |
| 1.55 | 1.87 | 1.91 | 1.95 | 1.99 | 2.04 | 2.08 | 2.13 | 2.17 | 2.22 | 2.26 | 2.31 |
| 1.56 | 1.79 | 1.83 | 1.87 | 1.92 | 1.96 | 2.00 | 2.05 | 2.09 | 2.13 | 2.18 | 2.22 |
| 1.57 | 1.72 | 1.76 | 1.80 | 1.84 | 1.88 | 1.92 | 1.97 | 2.01 | 2.05 | 2.09 | 2.14 |
| 1.58 | 1.66 | 1.69 | 1.73 | 1.77 | 1.81 | 1.85 | 1.89 | 1.93 | 1.97 | 2.01 | 2.05 |
| 1.59 | 1.59 | 1.63 | 1.66 | 1.70 | 1.74 | 1.78 | 1.81 | 1.85 | 1.89 | 1.93 | 1.97 |
| 1.60 | 1.53 | 1.56 | 1.60 | 1.63 | 1.67 | 1.71 | 1.74 | 1.78 | 1.82 | 1.86 | 1.90 |
| 1.61 | 1.47 | 1.50 | 1.54 | 1.57 | 1.60 | 1.64 | 1.67 | 1.71 | 1.75 | 1.79 | 1.82 |
| 1.62 | 1.41 | 1.44 | 1.48 | 1.51 | 1.54 | 1.57 | 1.61 | 1.64 | 1.68 | 1.72 | 1.75 |
| 1.63 | 1.36 | 1.39 | 1.42 | 1.45 | 1.48 | 1.51 | 1.55 | 1.58 | 1.61 | 1.65 | 1.68 |
| 1.64 | 1.31 | 1.33 | 1.36 | 1.39 | 1.42 | 1.45 | 1.49 | 1.52 | 1.55 | 1.59 | 1.62 |
| 1.65 | 1.26 | 1.28 | 1.31 | 1.34 | 1.37 | 1.40 | 1.43 | 1.46 | 1.49 | 1.52 | 1.56 |
| 1.66 | 1.21 | 1.23 | 1.26 | 1.29 | 1.31 | 1.34 | 1.37 | 1.40 | 1.43 | 1.47 | 1.50 |
| 1.67 | 1.16 | 1.19 | 1.21 | 1.24 | 1.26 | 1.29 | 1.32 | 1.35 | 1.38 | 1.41 | 1.44 |
| 1.68 | 1.12 | 1.14 | 1.17 | 1.19 | 1.22 | 1.24 | 1.27 | 1.30 | 1.33 | 1.36 | 1.39 |
| 1.69 | 1.08 | 1.10 | 1.12 | 1.15 | 1.17 | 1.20 | 1.22 | 1.25 | 1.28 | 1.31 | 1.33 |
| 1.70 | 1.04 | 1.06 | 1.08 | 1.10 | 1.13 | 1.15 | 1.18 | 1.20 | 1.23 | 1.26 | 1.29 |
| 1.71 | 1.01 | 1.02 | 1.04 | 1.07 | 1.09 | 1.11 | 1.13 | 1.16 | 1.19 | 1.21 | 1.24 |
| 1.72 | 0.97 | 0.99 | 1.01 | 1.03 | 1.05 | 1.07 | 1.09 | 1.12 | 1.14 | 1.17 | 1.20 |

| m kg | 95 | 96 | 97 | 98 | 99 | 100 | 101 | 102 | 103 | 104 | 105 |
|---|---|---|---|---|---|---|---|---|---|---|---|
| 1.73 | 0.94 | 0.96 | 0.97 | 0.99 | 1.01 | 1.03 | 1.06 | 1.08 | 1.10 | 1.13 | 1.15 |
| 1.74 | 0.91 | 0.92 | 0.94 | 0.96 | 0.98 | 1.00 | 1.02 | 1.04 | 1.07 | 1.09 | 1.12 |
| 1.75 | 0.88 | 0.90 | 0.91 | 0.93 | 0.95 | 0.97 | 0.99 | 1.01 | 1.03 | 1.05 | 1.08 |
| 1.76 | 0.85 | 0.87 | 0.88 | 0.90 | 0.92 | 0.94 | 0.95 | 0.98 | 1.00 | 1.02 | 1.04 |
| 1.77 | 0.83 | 0.84 | 0.86 | 0.87 | 0.89 | 0.91 | 0.93 | 0.95 | 0.97 | 0.99 | 1.01 |
| 1.78 | 0.81 | 0.82 | 0.83 | 0.85 | 0.86 | 0.88 | 0.90 | 0.92 | 0.94 | 0.96 | 0.98 |
| 1.79 | 0.79 | 0.80 | 0.81 | 0.82 | 0.84 | 0.86 | 0.87 | 0.89 | 0.91 | 0.93 | 0.96 |
| 1.80 | 0.77 | 0.78 | 0.79 | 0.80 | 0.82 | 0.83 | 0.85 | 0.87 | 0.89 | 0.91 | 0.93 |
| 1.81 | 0.75 | 0.76 | 0.77 | 0.78 | 0.80 | 0.81 | 0.83 | 0.85 | 0.87 | 0.89 | 0.91 |
| 1.82 | 0.74 | 0.74 | 0.75 | 0.77 | 0.78 | 0.79 | 0.81 | 0.83 | 0.85 | 0.87 | 0.89 |
| 1.83 | 0.72 | 0.73 | 0.74 | 0.75 | 0.76 | 0.78 | 0.79 | 0.81 | 0.83 | 0.85 | 0.87 |
| 1.84 | 0.71 | 0.72 | 0.73 | 0.74 | 0.75 | 0.76 | 0.78 | 0.79 | 0.81 | 0.83 | 0.85 |
| 1.85 | 0.70 | 0.71 | 0.71 | 0.72 | 0.74 | 0.75 | 0.76 | 0.78 | 0.80 | 0.82 | 0.84 |
| 1.86 | 0.69 | 0.70 | 0.70 | 0.71 | 0.72 | 0.74 | 0.75 | 0.77 | 0.79 | 0.80 | 0.82 |
| 1.87 | 0.68 | 0.69 | 0.70 | 0.70 | 0.72 | 0.73 | 0.74 | 0.76 | 0.78 | 0.79 | 0.81 |
| 1.88 | 0.68 | 0.68 | 0.69 | 0.70 | 0.71 | 0.72 | 0.73 | 0.75 | 0.77 | 0.79 | 0.80 |
| 1.89 | 0.67 | 0.68 | 0.68 | 0.69 | 0.70 | 0.71 | 0.73 | 0.74 | 0.76 | 0.78 | 0.80 |
| 1.90 | 0.67 | 0.67 | 0.68 | 0.69 | 0.70 | 0.71 | 0.72 | 0.74 | 0.76 | 0.77 | 0.79 |
| 1.91 | 0.67 | 0.67 | 0.68 | 0.68 | 0.69 | 0.71 | 0.72 | 0.74 | 0.75 | 0.77 | 0.79 |
| 1.92 | 0.67 | 0.67 | 0.68 | 0.68 | 0.69 | 0.71 | 0.72 | 0.73 | 0.75 | 0.77 | 0.79 |
| 1.93 | 0.67 | 0.67 | 0.68 | 0.68 | 0.69 | 0.71 | 0.72 | 0.73 | 0.75 | 0.77 | 0.79 |
| 1.94 | 0.67 | 0.67 | 0.68 | 0.69 | 0.69 | 0.71 | 0.72 | 0.73 | 0.75 | 0.77 | 0.79 |
| 1.95 | 0.67 | 0.67 | 0.68 | 0.69 | 0.70 | 0.71 | 0.72 | 0.74 | 0.75 | 0.77 | 0.79 |
| m kg | 95 | 96 | 97 | 98 | 99 | 100 | 101 | 102 | 103 | 104 | 105 |
| 1.55 | 2.36 | 2.40 | 2.45 | 2.49 | 2.54 | 2.58 | 2.62 | 2.67 | 2.71 | 2.75 | 2.79 |
| 1.56 | 2.27 | 2.31 | 2.35 | 2.40 | 2.44 | 2.48 | 2.53 | 2.57 | 2.61 | 2.65 | 2.69 |
| 1.57 | 2.18 | 2.22 | 2.26 | 2.31 | 2.35 | 2.39 | 2.43 | 2.47 | 2.51 | 2.55 | 2.59 |

| 1.58 | 2.09 | 2.14 | 2.18 | 2.22 | 2.26 | 2.30 | 2.34 | 2.38 | 2.42 | 2.46 | 2.49 |
|------|------|------|------|------|------|------|------|------|------|------|------|
| 1.59 | 2.01 | 2.05 | 2.09 | 2.13 | 2.17 | 2.21 | 2.25 | 2.29 | 2.33 | 2.36 | 2.40 |
| 1.60 | 1.94 | 1.97 | 2.01 | 2.05 | 2.09 | 2.13 | 2.17 | 2.20 | 2.24 | 2.28 | 2.31 |
| 1.61 | 1.86 | 1.90 | 1.94 | 1.97 | 2.01 | 2.05 | 2.08 | 2.12 | 2.16 | 2.19 | 2.23 |
| 1.62 | 1.79 | 1.83 | 1.86 | 1.90 | 1.93 | 1.97 | 2.01 | 2.04 | 2.08 | 2.11 | 2.14 |
| 1.63 | 1.72 | 1.76 | 1.79 | 1.83 | 1.86 | 1.90 | 1.93 | 1.97 | 2.00 | 2.03 | 2.07 |
| 1.64 | 1.65 | 1.69 | 1.72 | 1.76 | 1.79 | 1.83 | 1.86 | 1.89 | 1.93 | 1.96 | 1.99 |
| 1.65 | 1.59 | 1.62 | 1.66 | 1.69 | 1.72 | 1.76 | 1.79 | 1.82 | 1.86 | 1.89 | 1.92 |
| 1.66 | 1.53 | 1.56 | 1.59 | 1.63 | 1.66 | 1.69 | 1.72 | 1.76 | 1.79 | 1.82 | 1.85 |
| 1.67 | 1.47 | 1.50 | 1.53 | 1.57 | 1.60 | 1.63 | 1.66 | 1.69 | 1.72 | 1.75 | 1.78 |
| 1.68 | 1.42 | 1.45 | 1.48 | 1.51 | 1.54 | 1.57 | 1.60 | 1.63 | 1.66 | 1.69 | 1.72 |
| 1.69 | 1.36 | 1.39 | 1.42 | 1.45 | 1.48 | 1.51 | 1.54 | 1.57 | 1.60 | 1.63 | 1.66 |
| 1.70 | 1.31 | 1.34 | 1.37 | 1.40 | 1.43 | 1.46 | 1.49 | 1.52 | 1.55 | 1.58 | 1.61 |
| 1.71 | 1.27 | 1.30 | 1.32 | 1.35 | 1.38 | 1.41 | 1.44 | 1.47 | 1.50 | 1.52 | 1.55 |
| 1.72 | 1.22 | 1.25 | 1.28 | 1.31 | 1.33 | 1.36 | 1.39 | 1.42 | 1.45 | 1.47 | 1.50 |
| 1.73 | 1.18 | 1.21 | 1.23 | 1.26 | 1.29 | 1.32 | 1.34 | 1.37 | 1.40 | 1.43 | 1.45 |
| 1.74 | 1.14 | 1.17 | 1.19 | 1.22 | 1.25 | 1.27 | 1.30 | 1.33 | 1.36 | 1.38 | 1.41 |
| 1.75 | 1.10 | 1.13 | 1.15 | 1.18 | 1.21 | 1.23 | 1.26 | 1.29 | 1.32 | 1.34 | 1.37 |
| 1.76 | 1.07 | 1.09 | 1.12 | 1.14 | 1.17 | 1.20 | 1.22 | 1.25 | 1.28 | 1.30 | 1.33 |
| 1.77 | 1.04 | 1.06 | 1.09 | 1.11 | 1.14 | 1.16 | 1.19 | 1.22 | 1.24 | 1.27 | 1.29 |
| 1.78 | 1.01 | 1.03 | 1.05 | 1.08 | 1.10 | 1.13 | 1.16 | 1.18 | 1.21 | 1.23 | 1.26 |
| 1.79 | 0.98 | 1.00 | 1.03 | 1.05 | 1.08 | 1.10 | 1.13 | 1.15 | 1.18 | 1.20 | 1.23 |
| 1.80 | 0.95 | 0.98 | 1.00 | 1.02 | 1.05 | 1.07 | 1.10 | 1.12 | 1.15 | 1.18 | 1.20 |
| 1.81 | 0.93 | 0.95 | 0.98 | 1.00 | 1.02 | 1.05 | 1.07 | 1.10 | 1.13 | 1.15 | 1.18 |
| 1.82 | 0.91 | 0.93 | 0.95 | 0.98 | 1.00 | 1.03 | 1.05 | 1.08 | 1.10 | 1.13 | 1.15 |
| 1.83 | 0.89 | 0.91 | 0.93 | 0.96 | 0.98 | 1.01 | 1.03 | 1.06 | 1.08 | 1.11 | 1.13 |
| 1.84 | 0.87 | 0.89 | 0.92 | 0.94 | 0.96 | 0.99 | 1.01 | 1.04 | 1.07 | 1.09 | 1.12 |

| 1.85 | 0.86 | 0.88 | 0.90 | 0.93 | 0.95 | 0.97 | 1.00 | 1.02 | 1.05 | 1.08 | 1.10 |
| 1.86 | 0.84 | 0.87 | 0.89 | 0.91 | 0.94 | 0.96 | 0.99 | 1.01 | 1.04 | 1.06 | 1.09 |
| 1.87 | 0.83 | 0.86 | 0.88 | 0.90 | 0.93 | 0.95 | 0.97 | 1.00 | 1.03 | 1.05 | 1.08 |
| 1.88 | 0.82 | 0.85 | 0.87 | 0.89 | 0.92 | 0.94 | 0.97 | 0.99 | 1.02 | 1.04 | 1.07 |
| 1.89 | 0.82 | 0.84 | 0.86 | 0.89 | 0.91 | 0.93 | 0.96 | 0.99 | 1.01 | 1.04 | 1.07 |
| 1.90 | 0.81 | 0.83 | 0.86 | 0.88 | 0.90 | 0.93 | 0.96 | 0.98 | 1.01 | 1.04 | 1.06 |
| 1.91 | 0.81 | 0.83 | 0.85 | 0.88 | 0.90 | 0.93 | 0.95 | 0.98 | 1.01 | 1.03 | 1.06 |
| 1.92 | 0.81 | 0.83 | 0.85 | 0.88 | 0.90 | 0.93 | 0.95 | 0.98 | 1.01 | 1.03 | 1.06 |
| 1.93 | 0.81 | 0.83 | 0.85 | 0.88 | 0.90 | 0.93 | 0.95 | 0.98 | 1.01 | 1.04 | 1.07 |
| 1.94 | 0.81 | 0.83 | 0.86 | 0.88 | 0.91 | 0.93 | 0.96 | 0.99 | 1.01 | 1.04 | 1.07 |
| 1.95 | 0.81 | 0.84 | 0.86 | 0.88 | 0.91 | 0.94 | 0.96 | 0.99 | 1.02 | 1.05 | 1.08 |

| $m$ $kg$ | 106 | 107 | 108 | 109 | 110 |
| --- | --- | --- | --- | --- | --- |
| 1.55 | 2.83 | 2.87 | 2.90 | 2.94 | 2.97 |
| 1.56 | 2.72 | 2.76 | 2.80 | 2.83 | 2.87 |
| 1.57 | 2.62 | 2.66 | 2.70 | 2.73 | 2.76 |
| 1.58 | 2.53 | 2.56 | 2.60 | 2.63 | 2.66 |
| 1.59 | 2.44 | 2.47 | 2.50 | 2.53 | 2.56 |
| 1.60 | 2.35 | 2.38 | 2.41 | 2.44 | 2.47 |
| 1.61 | 2.26 | 2.29 | 2.32 | 2.35 | 2.38 |
| 1.62 | 2.18 | 2.21 | 2.24 | 2.27 | 2.30 |
| 1.63 | 2.10 | 2.13 | 2.16 | 2.19 | 2.22 |
| 1.64 | 2.02 | 2.05 | 2.08 | 2.11 | 2.14 |
| 1.65 | 1.95 | 1.98 | 2.01 | 2.03 | 2.06 |
| 1.66 | 1.88 | 1.91 | 1.94 | 1.96 | 1.99 |
| 1.67 | 1.81 | 1.84 | 1.87 | 1.90 | 1.92 |
| 1.68 | 1.75 | 1.78 | 1.81 | 1.83 | 1.86 |
| 1.69 | 1.69 | 1.72 | 1.74 | 1.77 | 1.80 |

| | | | | | |
|---|---|---|---|---|---|
| 1.70 | 1.63 | 1.66 | 1.69 | 1.71 | 1.74 |
| 1.71 | 1.58 | 1.61 | 1.63 | 1.66 | 1.68 |
| 1.72 | 1.53 | 1.56 | 1.58 | 1.61 | 1.63 |
| 1.73 | 1.48 | 1.51 | 1.53 | 1.56 | 1.58 |
| 1.74 | 1.44 | 1.46 | 1.49 | 1.51 | 1.54 |
| 1.75 | 1.39 | 1.42 | 1.45 | 1.47 | 1.49 |
| 1.76 | 1.36 | 1.38 | 1.41 | 1.43 | 1.45 |
| 1.77 | 1.32 | 1.34 | 1.37 | 1.39 | 1.42 |
| 1.78 | 1.29 | 1.31 | 1.34 | 1.36 | 1.38 |
| 1.79 | 1.26 | 1.28 | 1.31 | 1.33 | 1.35 |
| 1.80 | 1.23 | 1.25 | 1.28 | 1.30 | 1.33 |
| 1.81 | 1.20 | 1.23 | 1.25 | 1.28 | 1.30 |
| 1.82 | 1.18 | 1.20 | 1.23 | 1.25 | 1.28 |
| 1.83 | 1.16 | 1.19 | 1.21 | 1.24 | 1.26 |
| 1.84 | 1.14 | 1.17 | 1.19 | 1.22 | 1.24 |
| 1.85 | 1.13 | 1.15 | 1.18 | 1.20 | 1.23 |
| 1.86 | 1.12 | 1.14 | 1.17 | 1.19 | 1.22 |
| 1.87 | 1.11 | 1.13 | 1.16 | 1.18 | 1.21 |
| 1.88 | 1.10 | 1.12 | 1.15 | 1.18 | 1.20 |
| 1.89 | 1.09 | 1.12 | 1.15 | 1.17 | 1.20 |
| 1.90 | 1.09 | 1.12 | 1.14 | 1.17 | 1.20 |
| 1.91 | 1.09 | 1.12 | 1.15 | 1.17 | 1.20 |
| 1.92 | 1.09 | 1.12 | 1.15 | 1.18 | 1.20 |
| 1.93 | 1.10 | 1.12 | 1.15 | 1.18 | 1.21 |
| 1.94 | 1.10 | 1.13 | 1.16 | 1.19 | 1.22 |
| 1.95 | 1.11 | 1.14 | 1.17 | 1.20 | 1.23 |

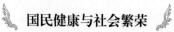

国民健康与社会繁荣

表 A3 50~64 岁之间的挪威男性按身体质量指数和身高衡量的
相对死亡风险表并显示了最佳身体质量指数和每个身高的最低风险

| m BMI | 17 | 18 | 19 | 20 | 21 | 22 | 23 | 24 | 25 | 26 |
|---|---|---|---|---|---|---|---|---|---|---|
| 1.55 | 2.11 | 1.93 | 1.77 | 1.64 | 1.54 | 1.46 | 1.39 | 1.35 | 1.33 | 1.33 |
| 1.56 | 2.11 | 1.92 | 1.76 | 1.63 | 1.52 | 1.43 | 1.37 | 1.33 | 1.31 | 1.30 |
| 1.57 | 2.10 | 1.91 | 1.75 | 1.61 | 1.50 | 1.41 | 1.35 | 1.30 | 1.28 | 1.27 |
| 1.58 | 2.09 | 1.90 | 1.73 | 1.59 | 1.48 | 1.39 | 1.32 | 1.28 | 1.26 | 1.25 |
| 1.59 | 2.08 | 1.88 | 1.71 | 1.57 | 1.46 | 1.37 | 1.30 | 1.25 | 1.23 | 1.22 |
| 1.60 | 2.07 | 1.87 | 1.70 | 1.55 | 1.44 | 1.34 | 1.28 | 1.23 | 1.20 | 1.20 |
| 1.61 | 2.05 | 1.85 | 1.68 | 1.53 | 1.41 | 1.32 | 1.25 | 1.20 | 1.18 | 1.17 |
| 1.62 | 2.04 | 1.83 | 1.66 | 1.51 | 1.39 | 1.29 | 1.22 | 1.18 | 1.15 | 1.14 |
| 1.63 | 2.02 | 1.81 | 1.63 | 1.48 | 1.36 | 1.27 | 1.20 | 1.15 | 1.12 | 1.12 |
| 1.64 | 2.01 | 1.79 | 1.61 | 1.46 | 1.34 | 1.24 | 1.17 | 1.12 | 1.10 | 1.09 |
| 1.65 | 1.99 | 1.77 | 1.59 | 1.44 | 1.31 | 1.21 | 1.14 | 1.10 | 1.07 | 1.06 |
| 1.66 | 1.97 | 1.75 | 1.56 | 1.41 | 1.28 | 1.19 | 1.12 | 1.07 | 1.04 | 1.04 |
| 1.67 | 1.95 | 1.73 | 1.54 | 1.38 | 1.26 | 1.16 | 1.09 | 1.04 | 1.02 | 1.01 |
| 1.68 | 1.93 | 1.70 | 1.51 | 1.36 | 1.23 | 1.13 | 1.06 | 1.02 | 0.99 | 0.99 |
| 1.69 | 1.91 | 1.68 | 1.49 | 1.33 | 1.20 | 1.11 | 1.04 | 0.99 | 0.97 | 0.96 |
| 1.70 | 1.88 | 1.65 | 1.46 | 1.30 | 1.18 | 1.08 | 1.01 | 0.96 | 0.94 | 0.94 |
| 1.71 | 1.86 | 1.63 | 1.43 | 1.27 | 1.15 | 1.05 | 0.98 | 0.94 | 0.92 | 0.92 |
| 1.72 | 1.83 | 1.60 | 1.41 | 1.25 | 1.12 | 1.02 | 0.96 | 0.91 | 0.89 | 0.90 |
| 1.73 | 1.81 | 1.57 | 1.38 | 1.22 | 1.09 | 1.00 | 0.93 | 0.89 | 0.87 | 0.88 |
| 1.74 | 1.78 | 1.55 | 1.35 | 1.19 | 1.07 | 0.97 | 0.91 | 0.87 | 0.85 | 0.86 |
| 1.75 | 1.75 | 1.52 | 1.32 | 1.16 | 1.04 | 0.95 | 0.88 | 0.84 | 0.83 | 0.84 |
| 1.76 | 1.72 | 1.49 | 1.29 | 1.13 | 1.01 | 0.92 | 0.86 | 0.82 | 0.81 | 0.82 |
| 1.77 | 1.70 | 1.46 | 1.26 | 1.11 | 0.98 | 0.90 | 0.84 | 0.80 | 0.79 | 0.81 |
| 1.78 | 1.67 | 1.43 | 1.23 | 1.08 | 0.96 | 0.87 | 0.81 | 0.78 | 0.78 | 0.79 |

174

| 1.79 | 1.64 | 1.40 | 1.21 | 1.05 | 0.93 | 0.85 | 0.79 | 0.77 | 0.76 | 0.78 |
|---|---|---|---|---|---|---|---|---|---|---|
| 1.80 | 1.61 | 1.37 | 1.18 | 1.02 | 0.91 | 0.83 | 0.77 | 0.75 | 0.75 | 0.77 |
| 1.81 | 1.58 | 1.34 | 1.15 | 1.00 | 0.88 | 0.80 | 0.76 | 0.73 | 0.74 | 0.76 |
| 1.82 | 1.55 | 1.31 | 1.12 | 0.97 | 0.86 | 0.78 | 0.74 | 0.72 | 0.73 | 0.76 |
| 1.83 | 1.52 | 1.28 | 1.09 | 0.95 | 0.84 | 0.77 | 0.72 | 0.71 | 0.72 | 0.75 |
| 1.84 | 1.49 | 1.25 | 1.07 | 0.92 | 0.82 | 0.75 | 0.71 | 0.70 | 0.71 | 0.75 |
| 1.85 | 1.45 | 1.22 | 1.04 | 0.90 | 0.80 | 0.73 | 0.70 | 0.69 | 0.71 | 0.75 |
| 1.86 | 1.42 | 1.20 | 1.01 | 0.88 | 0.78 | 0.72 | 0.69 | 0.69 | 0.71 | 0.75 |
| 1.87 | 1.39 | 1.17 | 0.99 | 0.86 | 0.76 | 0.70 | 0.68 | 0.68 | 0.71 | 0.76 |
| 1.88 | 1.36 | 1.14 | 0.97 | 0.83 | 0.75 | 0.69 | 0.67 | 0.68 | 0.71 | 0.76 |
| 1.89 | 1.33 | 1.11 | 0.94 | 0.82 | 0.73 | 0.68 | 0.67 | 0.68 | 0.72 | 0.78 |
| 1.90 | 1.30 | 1.09 | 0.92 | 0.80 | 0.72 | 0.68 | 0.67 | 0.68 | 0.73 | 0.79 |
| 1.91 | 1.27 | 1.06 | 0.90 | 0.78 | 0.71 | 0.67 | 0.67 | 0.69 | 0.74 | 0.81 |
| 1.92 | 1.25 | 1.04 | 0.88 | 0.77 | 0.70 | 0.67 | 0.67 | 0.70 | 0.75 | 0.83 |
| 1.93 | 1.22 | 1.01 | 0.86 | 0.75 | 0.69 | 0.67 | 0.67 | 0.71 | 0.77 | 0.85 |
| 1.94 | 1.19 | 0.99 | 0.84 | 0.74 | 0.69 | 0.67 | 0.68 | 0.72 | 0.79 | 0.88 |
| 1.95 | 1.16 | 0.97 | 0.83 | 0.73 | 0.68 | 0.67 | 0.69 | 0.74 | 0.82 | 0.91 |
| *m BMI* | 27 | 28 | 29 | 30 | 31 | 32 | 33 | 34 | 35 | 36 |
| 1.55 | 1.34 | 1.36 | 1.40 | 1.46 | 1.52 | 1.60 | 1.68 | 1.77 | 1.87 | 1.97 |
| 1.56 | 1.31 | 1.34 | 1.38 | 1.43 | 1.50 | 1.57 | 1.65 | 1.74 | 1.84 | 1.94 |
| 1.57 | 1.29 | 1.31 | 1.35 | 1.40 | 1.47 | 1.54 | 1.63 | 1.72 | 1.81 | 1.91 |
| 1.58 | 1.26 | 1.29 | 1.33 | 1.38 | 1.44 | 1.52 | 1.60 | 1.69 | 1.78 | 1.88 |
| 1.59 | 1.23 | 1.26 | 1.30 | 1.35 | 1.42 | 1.49 | 1.57 | 1.66 | 1.76 | 1.85 |
| 1.60 | 1.21 | 1.23 | 1.27 | 1.33 | 1.39 | 1.46 | 1.55 | 1.63 | 1.73 | 1.83 |
| 1.61 | 1.18 | 1.21 | 1.25 | 1.30 | 1.36 | 1.44 | 1.52 | 1.61 | 1.70 | 1.80 |
| 1.62 | 1.15 | 1.18 | 1.22 | 1.27 | 1.34 | 1.41 | 1.49 | 1.58 | 1.67 | 1.77 |
| 1.63 | 1.13 | 1.15 | 1.20 | 1.25 | 1.31 | 1.39 | 1.47 | 1.56 | 1.65 | 1.74 |

| 1.64 | 1.10 | 1.13 | 1.17 | 1.23 | 1.29 | 1.36 | 1.45 | 1.53 | 1.62 | 1.72 |
| 1.65 | 1.08 | 1.10 | 1.15 | 1.20 | 1.27 | 1.34 | 1.42 | 1.51 | 1.60 | 1.69 |
| 1.66 | 1.05 | 1.08 | 1.12 | 1.18 | 1.25 | 1.32 | 1.40 | 1.49 | 1.58 | 1.67 |
| 1.67 | 1.03 | 1.06 | 1.10 | 1.16 | 1.22 | 1.30 | 1.38 | 1.47 | 1.55 | 1.64 |
| 1.68 | 1.00 | 1.03 | 1.08 | 1.14 | 1.20 | 1.28 | 1.36 | 1.45 | 1.53 | 1.62 |
| 1.69 | 0.98 | 1.01 | 1.06 | 1.12 | 1.18 | 1.26 | 1.34 | 1.43 | 1.51 | 1.60 |
| 1.70 | 0.96 | 0.99 | 1.04 | 1.10 | 1.17 | 1.24 | 1.32 | 1.41 | 1.49 | 1.58 |
| 1.71 | 0.94 | 0.97 | 1.02 | 1.08 | 1.15 | 1.23 | 1.31 | 1.39 | 1.48 | 1.56 |
| 1.72 | 0.92 | 0.95 | 1.00 | 1.07 | 1.14 | 1.21 | 1.30 | 1.38 | 1.46 | 1.54 |
| 1.73 | 0.90 | 0.94 | 0.99 | 1.05 | 1.12 | 1.20 | 1.28 | 1.37 | 1.45 | 1.53 |
| 1.74 | 0.88 | 0.92 | 0.97 | 1.04 | 1.11 | 1.19 | 1.27 | 1.35 | 1.44 | 1.51 |
| 1.75 | 0.86 | 0.91 | 0.96 | 1.03 | 1.10 | 1.18 | 1.26 | 1.35 | 1.42 | 1.50 |
| 1.76 | 0.85 | 0.89 | 0.95 | 1.02 | 1.09 | 1.17 | 1.26 | 1.34 | 1.42 | 1.49 |
| 1.77 | 0.84 | 0.88 | 0.94 | 1.01 | 1.09 | 1.17 | 1.25 | 1.33 | 1.41 | 1.48 |
| 1.78 | 0.83 | 0.87 | 0.94 | 1.01 | 1.09 | 1.17 | 1.25 | 1.33 | 1.40 | 1.47 |
| 1.79 | 0.82 | 0.87 | 0.93 | 1.00 | 1.08 | 1.17 | 1.25 | 1.33 | 1.40 | 1.47 |
| 1.80 | 0.81 | 0.86 | 0.93 | 1.00 | 1.08 | 1.17 | 1.25 | 1.33 | 1.40 | 1.46 |
| 1.81 | 0.80 | 0.86 | 0.93 | 1.01 | 1.09 | 1.17 | 1.26 | 1.33 | 1.40 | 1.46 |
| 1.82 | 0.80 | 0.86 | 0.93 | 1.01 | 1.09 | 1.18 | 1.26 | 1.34 | 1.41 | 1.46 |
| 1.83 | 0.80 | 0.86 | 0.94 | 1.02 | 1.10 | 1.19 | 1.27 | 1.35 | 1.41 | 1.47 |
| 1.84 | 0.80 | 0.87 | 0.94 | 1.03 | 1.12 | 1.20 | 1.28 | 1.36 | 1.42 | 1.47 |
| 1.85 | 0.81 | 0.88 | 0.96 | 1.04 | 1.13 | 1.22 | 1.30 | 1.37 | 1.44 | 1.48 |
| 1.86 | 0.81 | 0.89 | 0.97 | 1.06 | 1.15 | 1.24 | 1.32 | 1.39 | 1.45 | 1.49 |
| 1.87 | 0.82 | 0.90 | 0.99 | 1.08 | 1.17 | 1.26 | 1.34 | 1.41 | 1.47 | 1.51 |
| 1.88 | 0.83 | 0.92 | 1.00 | 1.10 | 1.19 | 1.28 | 1.36 | 1.43 | 1.49 | 1.52 |
| 1.89 | 0.85 | 0.93 | 1.03 | 1.12 | 1.22 | 1.31 | 1.39 | 1.46 | 1.51 | 1.54 |
| 1.90 | 0.87 | 0.96 | 1.05 | 1.15 | 1.25 | 1.34 | 1.42 | 1.49 | 1.54 | 1.56 |

| 1.91 | 0.89 | 0.98 | 1.08 | 1.19 | 1.28 | 1.38 | 1.46 | 1.52 | 1.57 | 1.59 |
| 1.92 | 0.91 | 1.01 | 1.12 | 1.22 | 1.32 | 1.42 | 1.50 | 1.56 | 1.60 | 1.61 |
| 1.93 | 0.94 | 1.05 | 1.15 | 1.26 | 1.36 | 1.46 | 1.54 | 1.60 | 1.64 | 1.64 |
| 1.94 | 0.98 | 1.08 | 1.19 | 1.31 | 1.41 | 1.50 | 1.58 | 1.64 | 1.67 | 1.68 |
| 1.95 | 1.01 | 1.12 | 1.24 | 1.35 | 1.46 | 1.56 | 1.63 | 1.69 | 1.72 | 1.71 |

| $m$ BMI | 37 | 38 | 39 | 最优 BMI 值 | 最小风险系数 |
|---|---|---|---|---|---|
| 1.55 | 2.08 | 2.19 | 2.30 | 25.78 | 1.32 |
| 1.56 | 2.05 | 2.15 | 2.26 | 25.81 | 1.30 |
| 1.57 | 2.02 | 2.12 | 2.23 | 25.84 | 1.27 |
| 1.58 | 1.99 | 2.09 | 2.19 | 25.87 | 1.25 |
| 1.59 | 1.95 | 2.06 | 2.16 | 25.88 | 1.22 |
| 1.60 | 1.92 | 2.02 | 2.12 | 25.89 | 1.20 |
| 1.61 | 1.89 | 1.99 | 2.09 | 25.89 | 1.17 |
| 1.62 | 1.87 | 1.96 | 2.05 | 25.88 | 1.14 |
| 1.63 | 1.84 | 1.93 | 2.02 | 25.87 | 1.12 |
| 1.64 | 1.81 | 1.90 | 1.99 | 25.85 | 1.09 |
| 1.65 | 1.78 | 1.87 | 1.95 | 25.82 | 1.06 |
| 1.66 | 1.75 | 1.84 | 1.92 | 25.78 | 1.04 |
| 1.67 | 1.73 | 1.81 | 1.89 | 25.74 | 1.01 |
| 1.68 | 1.70 | 1.78 | 1.86 | 25.68 | 0.99 |
| 1.69 | 1.68 | 1.76 | 1.83 | 25.63 | 0.96 |
| 1.70 | 1.66 | 1.73 | 1.80 | 25.56 | 0.94 |
| 1.71 | 1.64 | 1.71 | 1.77 | 25.49 | 0.92 |
| 1.72 | 1.62 | 1.68 | 1.74 | 25.40 | 0.89 |
| 1.73 | 1.60 | 1.66 | 1.72 | 25.32 | 0.87 |
| 1.74 | 1.58 | 1.64 | 1.69 | 25.22 | 0.85 |
| 1.75 | 1.57 | 1.62 | 1.66 | 25.12 | 0.83 |

| 1.76 | 1.55 | 1.60 | 1.64 | 25.01 | 0.81 |
|------|------|------|------|-------|------|
| 1.77 | 1.54 | 1.59 | 1.62 | 24.89 | 0.79 |
| 1.78 | 1.53 | 1.57 | 1.60 | 24.77 | 0.78 |
| 1.79 | 1.52 | 1.56 | 1.58 | 24.64 | 0.76 |
| 1.80 | 1.51 | 1.55 | 1.56 | 24.50 | 0.75 |
| 1.81 | 1.51 | 1.53 | 1.54 | 24.36 | 0.73 |
| 1.82 | 1.50 | 1.53 | 1.53 | 24.21 | 0.72 |
| 1.83 | 1.50 | 1.52 | 1.51 | 24.05 | 0.71 |
| 1.84 | 1.50 | 1.51 | 1.50 | 23.89 | 0.70 |
| 1.85 | 1.51 | 1.51 | 1.49 | 23.73 | 0.69 |
| 1.86 | 1.51 | 1.51 | 1.48 | 23.56 | 0.68 |
| 1.87 | 1.52 | 1.51 | 1.47 | 23.38 | 0.68 |
| 1.88 | 1.53 | 1.51 | 1.46 | 23.20 | 0.67 |
| 1.89 | 1.54 | 1.52 | 1.46 | 23.01 | 0.67 |
| 1.90 | 1.56 | 1.52 | 1.45 | 22.83 | 0.67 |
| 1.91 | 1.58 | 1.53 | 1.45 | 22.63 | 0.66 |
| 1.92 | 1.60 | 1.54 | 1.45 | 22.44 | 0.66 |
| 1.93 | 1.62 | 1.56 | 1.45 | 22.24 | 0.66 |
| 1.94 | 1.64 | 1.57 | 1.45 | 22.04 | 0.67 |
| 1.95 | 1.67 | 1.59 | 1.46 | 21.83 | 0.67 |

# 专业术语表

人体测量数据（anthropometric data）：人体的物理测量值，如站立高度、坐高、体重和皮脂厚度。

自身免疫性甲状腺炎（autoimmune thyroiditis）：通常由异常免疫反应引起的甲状腺炎症，其淋巴细胞（对抗病原体的白血球）侵入腺体组织产生攻击甲状腺的抗体。

基础代谢（basal metabolism）：人体为维持呼吸、循环、消化和体温等重要过程而消耗的最小能量。

脚气病（beriberi）：由于维生素 $B_1$ 缺乏导致的营养障碍。脚气病在以大米为主食的社区中广泛存在，他们食用的大米往往是去掉了种皮（种皮中含有丰富的维生素 $B_1$）的精米。

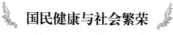 

**生物人口统计学（biodemography）**：指人口的统计研究，包括尺寸和密度参照、分布特征、人口动态统计、健康和生命过程等。

**生物医学数据（biomedical data）**：包括人体测量数据以及生命体征和生理特征。

**体格（body build）**：体型的同义词，指身高、体重、肌肉度、瘦体重所占比例等。

**身体质量（body mass）**：BMI 的同义词。

**身体质量指数（body mass index，BMI）**：身体脂肪的测量值，以体重（千克）除以身高（以米为单位）的平方，并通常会根据性别和年龄进行调整。对于大多数成年人来说，这是衡量体重不足或肥胖的一个很好的指标，但对于拥有大量瘦肉组织的运动员来说，其结果可能并不准确。

**霍乱（cholera）**：由霍乱弧菌引起的小肠急性感染，会导致严重的呕吐和腹泻。如果无法摆脱脱水，该疾病会在短时间内导致人体死亡。霍乱弧菌一般生存在被粪便污染的食物或饮用水中。

**集中率（concentration ratio）**：基尼系数的同义词。

**耐用消费品（consumer durables）**：相对昂贵的商品，如汽车、电视机和洗衣机等，随着时间的推移会产生服务或效用，而不是在消费时被完全耗尽。

**消费单位（consuming unit）**：20～39 岁男性平均消耗的卡路里数量。用于规范人口年龄和性别分布的卡路里消耗。

**冠心病（coronary heart disease）**：心脏血管变窄，通常是由冠状动脉壁内的脂肪或胆固醇沉积物导致。

**人口学（demography）**：社会学的一个分支，研究人口发展及其规律，人口变量与社会、经济、生态环境等变量之间相互关系的一门学科，涉及许多重要指标，如死亡率、出生率和发病率等。

**GDP（gross domestic product）**：国内生产总值。它是一个经济体在特定时期生产的所有产品和服务的货币价值。它有三种衡量方法：（1）以支出为基础；（2）以收入为基础；（3）以各行业的附加值为基础。目前作为衡量一个国家物质收入最常用的标准。

**基尼系数（Gini ratio）**：指国际上通用的、用以衡量一个国家或地区居民收入差距的常用指标。基尼系数介于 0 和 1 之间，基尼系数越大，表示不平等程度越高。

**疝气（hernia）**：人体内某个脏器或组织离开其正常解剖位置。

**杂种优势（heterosis）**：杂种动物或植物通常表现出显著的生长活力或生长能力；也被称为杂交优势（hybrid vigor）。

**体液抗体（humoral antibodies）**：在血液中循环的抗体（靶向和消除感染的白细胞）。

**收入弹性（income elasticity）**：是指在价格和其他因素不变的条件下，由于消费者的收入变化所引起的需求数量发生变化的程度大小。

**有闲阶级（leisure class）**：索尔斯坦·凡勃伦（1857—1929）在其著作《有闲阶级论》（1899）中提到的概念。有闲阶级是指拥有充足资产，可以不用通过从事生产劳动，生活以休闲和娱乐为主的阶层。有闲阶级在心理上与劳动阶级不同，他们处处要显示自己的优越地位，他们不仅要过着有闲的生活，而且要通过生活方式方面的炫耀来显示自己的阔气。

**马尔萨斯，马尔萨斯式的饥荒（Malthus, Malthusian-type famines）**：托马斯·罗伯特·马尔萨斯（1766—1834）因其关于人口的著作而被世人铭记。马尔萨斯认为，生活资料按算术级数增加，而人口是按几何级数增长的，因此生活资料的增加赶不上人口的增长是自然的、永恒的规律，只有通过饥荒、繁重的劳动、限制结婚以及战争等手段来消灭社会"下层"，才能削弱这个规律的作用。

**新陈代谢（metabolism）**：在身体内发生的所有化学和物理变化的总称，能够促进机体增长并维持功能运作。

**发病率（morbidity）**：表示在一定期间内、一定人群中某病新发生的病例出现的频率。

**死亡率（mortality）**：某一特定时期内死亡人口占总人口的比率。

**国民收入（national income）**：指物质生产部门劳动者在一定时期所创造的价值，是一国生产要素（包括土地、劳动、资本、企业家才能等）所有者在一定时期内提供生产要素所得的报酬，即工资、利息、租金和利润等的总和。国民收入被认为是市场经济下衡量国家福利的主要指标。另见 GDP。

**国民收入和产品账户（NIPA，national income and product accounts）**：由商务部经济分析局开发的官方政府系统，用于收集、处理和报告跟踪宏观经济总量活动的各种生产和收入指标。NIPA 是官方估计国内生产总值、国内净产值、国民收入、个人收入、可支配收入、国民生产总值等指标的主要来源。

**经济合作与发展组织国家（OECD nations）**：经济合作与发展组织于 1961 年成立，其目标是：（1）促进成员国经济和社会的发展，推动世界经济增长；（2）帮助成员国政府制定和协调有关政策，以提高各成员国的生活水准，保持财政的相对稳定；（3）鼓励和协调成员国为援助发展中国家作出努力，帮助发展中国家改善经济状况，促进非成员国的经济发展。

**病原体（pathogen）：** 侵入动物（或植物）或人类并诱发疾病的微生物，如细菌。

**糙皮病（pellagra）：** 由于饮食缺乏烟酸或色氨酸，致使体内烟酸含量不足而导致的营养不良性疾病（B 族维生素缺乏）。

**细胞吞噬作用（phagocytosis）：** 细胞对细菌和其他外来颗粒的吞噬和消化。

**现值（present value）：** 也称折现值，是指把未来现金流量折算为基准时点的价值，用以反映投资的内在价值。

**实际项（real terms）：** 根据价格变化而调整的货币价值。通过对当前项目进行减值处理，以反映名义价值背后的不变价格或实际价格。

**实际工资（real wages）：** 参见实际项。

**佝偻病（rickets）：** 即维生素 D 缺乏性佝偻病，是由于婴幼儿、儿童、青少年体内维生素 D 不足，引起钙、磷代谢紊乱而产生的一种以骨骼病变为特征的全身、慢性、营养性疾病。

**坏血病（scurvy）：** 由缺乏维生素 C 引起的疾病。

**中风（stroke）：** 由于流向大脑的血液突然中断而出现突然昏厥摔倒、半身不遂、肢体麻木、舌蹇不语、口舌歪斜等症状。

**Ⅱ型糖尿病（type Ⅱ diabetes）**：也称为"非胰岛素依赖
型糖尿病"或"成人发病型糖尿病"。糖尿病是由于缺
乏胰岛素，身体中的糖不被氧化产生能量，进而导致
碳水化合物代谢紊乱。Ⅱ型糖尿病多在 35～40 岁之后
发作，占糖尿病患者的 90％以上。

# 人物履历表

**威尔伯·O. 阿特沃特**（1844—1907）1869 年在耶鲁大学（Yale University）获得博士学位，研究玉米的化学成分。在柏林和莱比锡学习期间，他熟谙德国测量呼吸和新陈代谢的方法，并利用这些方法在食品分析、膳食评估、工作能量需求、食物消化率和食品生产经济学等方面开展了大量研究。他建议通过饮食控制法来判定营养摄入量对新陈代谢和肌肉力量的影响途径。目前大多数饮食分析计划都已纳入阿特沃特的食物成分值数据库。

**罗德里克·弗拉德**（1942—　　）1970 年获得牛津大学博士学位，1975—1988 年担任伦敦伯克贝克学院（Birkbeck College in London）现代史教授。他目前是伦敦城市大学（London Metropolitan University）的副校长。他撰写和编辑了许多有关历史和经济学方面的书籍，包括《1700 年以来的英国经济史》（*The Economic History of Britain since 1700*）《工业化过程中的健康与福利》（*Health and Welfare during Industrialisation*）（1997）等。

**西蒙·库兹涅茨**（1901—1985）1926 年获得哥伦比亚大学（Columbia University）博士学位。1930—1954 年在宾夕法尼亚大学（University of Pennsylvania）任教，1954—1960 年在约翰-霍普金斯大学（Johns Hopkins University）任教，1960 年在哈佛大学（Harvard University）任教，直到 1971 年退休。1971 年，他因为在经济增长的计量和分析方面作出了突出贡献而获得诺贝尔经济学奖。1927—1961 年任职于国家经济研究局，在此期间他开创性地推动了国民收入账户的发展工作。其著作包括《生产和价格的长期运动》（*Secular Movements in Production and Prices*）（1930）、《国民收入及其构成，1919—1938 年》（*National Income and Its Composition，1919 - 1938*）（1941）、《经济增长与结构》（*Economic Growth and Structures*）（1965）、《人口、资本与增长》（*Population，Capital and Growth*）（1979）。

**罗纳德·李**（1941—　　）获得加州大学伯克利分校人口学硕士学位，1971年获得哈佛大学经济学博士学位，后在法国国家人口研究所开展了一年的博士后研究。他在密歇根大学（University of Michigan）经济系任教8年，后前往加州大学伯克利分校任教，现任人口与经济学教授、老龄化经济与人口学中心主任。他创作并编写了大量关于人口和老龄化的书籍和文章。他是美国人口协会的前任主席，并因在数字人口统计学和人口统计方法方面的杰出贡献而获得了"明德洛·谢普斯奖"。他是美国国家科学院院士和英国科学院院士。

**托马斯·麦基翁**（1911—1988）获得剑桥大学博士学位。1950—1978年任伯明翰医学院的社会医学教授。他是医学领域的重要史学家，提出了富有影响并饱含争议的麦基翁理论。该理论认为，1700年以后世界人口的增长并不是由于救命药物或公共卫生政策的增加，而是因为生活条件的改善，尤其是营养方面的改善。

**琼·梅弗雷特**(1901—1971) 是法国早期的现代历史学家。她是法国高等师范学院的导师，因其对十七世纪法国经济的开创性研究而名扬欧美。她最重要的作品是《路易十四时期的生存问题（三卷本，1977—1988）》（*Le problème des subsistances à l'époque de*

Louis XIV），该书考察了法国在旧封建体制下的玉米经济。梅弗雷特感兴趣的是，在早期的货币经济中，历史条件对于交易网络和回路形成的影响机制。

**罗杰·斯诺登·斯科菲尔德**（1937—　）1963 年获得剑桥大学博士学位。他在剑桥克莱尔学院工作，是 1991—1998 年剑桥历史人口学荣誉读者。他的著作包括《英格兰人口史，1541—1871 年：重建》（*The Population History of England, 1541-1871: A Reconstruction*）（与 E. A. 里格利合著，1981）、《早期现代社会中的饥荒、疾病和社会秩序》（*Famine, Disease and the Social Order in Early Modern Society*）（1989）以及《1580—1837 年家庭重建视角下的英国人口历史》（*English Population History from Family Reconstitutions 1580-1837*）（与他人合著，1997）。

**西奥多·舒尔茨**（1902—1998）获得威斯康星大学（University of Wisconsin）经济学博士学位，并于 1943 年在芝加哥大学接受了经济学讲席职位，一直工作到 1974 年退休。他于 1979 年获得诺贝尔经济学奖（与威廉亚瑟·刘易斯爵士合作）。其主要著作包括《不稳定经济中的农业》（*Agriculture in an Unstable Economy*）（1953）、《农业经济组织》（*The Economic*

*Organization of Agriculture*)（1953）、《传统农业变革》（*Transforming Traditional Agriculture*）（1964）和《人力资本投资：教育与研究的作用》（*Investment in Human Capital：The Role of Education and Research*）（1971）。舒尔茨是第一个系统分析教育投资如何影响农业生产率以及经济发展的学者。在经济学研究和教育工作中，他提出了人力资本理论，并对发展中国家的农业分析作出了重大贡献。他曾在不同场合抨击一些发展中国家歧视农业的工业化政策。

**P. V. 苏哈特姆**（1911—1997）1939 年获得伦敦大学博士学位，专门从事食品和营养学的研究。他是美国统计协会会员和印度国家科学院会员。他在印度、东南亚农业和粮食生产的统计和统计方法等方面作出了重要贡献。其作品包括《农业工人统计方法》（*Statistical Methods for Agricultural Workers*）（1954）、《印度百万人的成长问题》（*Feeding India's Growing Millions*）（1965）和《饥荒的世界》（*The World's Hunger*）（1961）。二十世纪七十年代和八十年代期间，他还与世界卫生组织合作，就农业生产率、辐照食品的使用和安全等热点问题进行了研究。

**汉斯·瓦勒尔**尽管早年接受了经济学方面的系统性训练，但他的职业生涯始于流行病研究。在他发表的大量论文中，最著名的也许是他的专题论文——《身高、体重和死亡率：挪威经验》。在出版的时候，他开创性地对 180 万人次进行研究，形成了有史以来最大的数据库集，以体格为函数用来评估死亡率。瓦勒尔还呼吁人们关注身体健康指数值与死亡率间的 U 形关系，以及死亡率与身高间的倒 J 形关系。他第一个绘制出了等死亡风险曲线，将身高、体重与老年人口的死亡率联系了起来。在离退休前，瓦勒尔是奥斯陆国家公共卫生研究所的研究员。

**西尔·爱德华·安东尼·里格利**（1931— ）1957 年获得剑桥大学地理学博士学位，此前是科珀斯克里斯蒂学院硕士。他是剑桥人口和社会结构史小组的联合创始人，并于 1997—2001 年担任英国科学院院长。里格利主要研究十六世纪中叶到十九世纪中叶英格兰的人口演变史，以及这一时期主要经济指标与人口变量间的短期和长期联系。他的作品和编辑卷包括《工业增长和人口变化》（*Industrial Growth and Population Change*）（1961）、《人口与历史》（*Population and History*）（1969）、《英格兰人口历史，1541—1871：复兴之路》（*The Population History of England, 1541 - 1871：A Reconstruction*）（与罗杰·斯科菲尔德合著，1981）、《托马斯·马尔萨斯的著作》（*The*

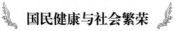

*Works of Thomas Malthus*）（1986）以及《1580—1837 年家庭重建视角下的英国人口历史》（*English Population History from Family Reconstruction 1580 - 1837*）（与他人合著，1997）。

# 参考文献

Ackernecht, E. H. 1945, *Malaria in the upper Mississippi Valley, 1760 – 1900*, Baltimore: Johns Hopkins University Press.

Ackernecht, E. H. [1952] 1965, Diseases in the Middle West, in *Essays in the history of medicine in honor of David J. Davis, M. D., Ph. D. The first ten lectures of the Davis Memorial Lecture Series, University of Illinois College of Medicine*, pp. 168 – 81, Chicago: University of Illinois Press for the Davis Lecture Committee.

Agarwal, K. N., Agarwal, D. K., Benakappa, D. G., Gupta, S. M., Khanduja, P. C., Khatua, S. P., Ramachandran, K., Udani, P. M., and Gopalan, C. 1991, *Growth performance of affluent Indian children (under-fives)*, New Delhi: Nutrition Foundation of India.

Aggett, P. J. and Comerford, J. G. 1995, Zinc and human health, *Nutrition Reviews* 9: S16 – S22.

Allen, R. C. 1992, *Enclosure and the yeoman: The agricultural development of the South Midlands 1450 – 1850*, Oxford: Oxford University Press.

Allen, R. C. 1994, Agriculture during the industrial revolution, in *The economic history of Britain since 1700*, vol. 1, 1700 – 1860, Floud, R. and McCloskey, D. (eds.), 2d ed., pp. 96 – 122, Cambridge: Cambridge University Press.

Andersson, S.-O., Wolk, A., Bergström, R., Adami, H.-O., Engholm, G., Englund, A., and Nyrén, O. 1997, Body size and prostate cancer: A 20-year follow-up study among 135,006 Swedish construction workers, *Journal of the National Cancer Institute* 89: 385 – 89.

Arnst, C. 2003, Off-the-shelf body parts, *Business Week* (18 – 25 Aug.): 106 – 7.

Aronowitz, S. and DiFazio, W. 1994, *The jobless future: Sci-tech and the dogma of work*, Minneapolis: University of Minnesota Press.

Ashby, H. T. 1915, *Infant mortality*, Cambridge: Cambridge University Press.

Barker, D. J. P. (ed.) 1992, *Fetal and infant origins of adult disease*, London: British Medical Journal.

Barker, D. J. P. (ed.) 1994, *Mothers, babies, and disease in later life*, London: BMJ Publishing Group.

Barker, D. J. P. 1997, Fetal nutrition and cardiovascular disease in later life, *British Medical Bulletin* 53: 96 –108.

Barker, D. J. P. 1998, *Mothers, babies, and health in later life*, 2d ed., Edinburgh: Churchill Livingstone.

Barker, D. J. P. and Martyn, C. 1997, The fetal origins of hypertension, *Advances in Nephrology from the Necker Hospital* 26: 65 – 72.

Baxter, J. H. 1875, *Statistics, medical and anthropological, of the Provost-Marshal-General's Bureau, derived from records of the examination for military service in the armies of the United States during the late War of the Rebellion*, *of over a million recruits*, *drafted men*, *substitutes*, *and enrolled men*, Washington, D. C.: U. S. Government Printing Office.

Beale, N. 2001, Unequal to the task: Deprivation, health and UK general practice at the millennium, *British Journal of General Practice* 51: 478 – 85.

Bell, A., Wade, H., and Goss, C. 1992, *Life tables for the United States Social Security area*: *1900 – 2080*, Actuarial Study No. 107, Baltimore: U. S. Department of Health and Human Services, Social Security Administration, Office of the Actuary.

Bellagio Conference 1983, The relationship of nutrition, disease, and social conditions: A graphical presentation, in *Hunger and history* [= *Journal of Interdisciplinary History* 14, no. 2]: 503 – 6.

Bender, D. A. and Bender, A. E. 1997, *Nutrition*: *A reference handbook*, Oxford: Oxford University Press.

Bengtsson, T. and Ohlsson, R. 1985, Age-specific mortality and short-term changes in the standard of living: Sweden, 1751 – 1859, *European Journal of*

*Population* 1: 309 – 26.

Berk, M. L. and Schur, C. L. 1998, Access to care: How much difference does Medicare make? *Health Affairs* 17: 169 – 80.

Billewicz, W. A. and MacGregor, I. A. 1982, A birth to maturity longitudinal study of heights and weights in two West African (Gambian) villages, *Annals of Human Biology* 9: 309 – 20.

Birch, R. C. 1974, *The shaping of the welfare state*, Seminar Studies in History, London: Longman.

Black, A. E. and Cole, T. J. 2000, Within-and between-subject variation in energy expenditure measured by the doubly-labelled water technique: Implications for validating reported dietary energy intake, *European Journal of Clinical Nutrition* 54: 386 – 94.

Black, A. E., Coward, W. A., Cole, T. J., and Prentice, A. M. 1996, Human energy expenditure in affluent societies: An analysis of 574 doubly-labelled water measurements, *European Journal of Clinical Nutrition* 50: 72 – 92.

Blayo, Y. 1975a, La mortalité en France, *Population* 30 (Numéro Spécial): 123 – 42.

Blayo, Y. 1975b, Mouvement naturel de la population française de 1740 à 1829, *Population* 30 (Numéro Spécial): 15 – 64.

Bohl, D. 1996, Mini survey: Companies attempt to create the 'convenient workplace', *Compensation and Benefits Review* 28: 23 – 26.

Boorah, V. K. 1999, Occupational class and the probability of long-term limiting illness, *Social Science and Medicine* 49: 253 – 66.

Bourgeois-Pichat, J. 1965, The general development of the population of France since the eighteenth century, in *Population in history: Essays in historical demography*, Glass, D. V. and Eversley, D. E. C. (eds.), pp. 474 – 506, Chicago: Aldine.

Boyd, M. F. 1941, An historical sketch of the prevalence of malaria in North America, *American Journal of Tropical Medicine* 21: 223 – 44.

Capowski, G. 1996, The joy of flex, *American Management Association* 85: 12 – 18.

Carr-Saunders, A. M. 1964, *World population: Past growth and present trends*, Oxford: Oxford University Press, 1936, reprinted, London: Frank

Cass & Co.

Case, R. A. M. , Coghill, C. , Harley, J. L. , and Pearson, J. T. 1962, *Chester Beatty Research Institute abridged serial life tables*, *England and Wales 1841 - 1960*, *Part 1*, London: Chester Beatty Research Institute.

Cavelaars, A. E. , Kunst, A. E. , Geurts, J. J. , Crialesi, R. , Grotvedt, L. , Helmert, U. , Lahelma, E. , Lundberg, O. , Mielck, A. , Rasmussen, N. K. , Regidor, E. , Spuhler, T. , and Mackenbach, J. P. 2000, Persistent variations in average height between countries and between socio-economic groups: An overview of 10 European countries, *Annals of Human Biology* 27: 407 - 21.

Chamla, M. C. 1983, L'évolution recente de la stature en Europe occidentale (Périod 1960 - 1980), *Bulletins et memoires de la Société d'Anthropologie de Paris*, t. 10, serie 13: 195 - 224.

Chandra, R. K. 1975, Antibody formation in first and second generation offspring of nutritionally deprived rats, *Science* 190: 289 - 90.

Chandra, R. K. 1992, Nutrition and immunoregulation.

Significance for host resistance to tumors and infectious diseases in humans and rodents, *Journal of Nutrition* 122: 754 – 57.

Charlson, M., Szatrowski, T. P., Peterson, J., and Gold, J. 1994, Validation of a combined comorbidity index, *Journal of Clinical Epidemiology* 47: 1245 – 51.

Chen, L. C., Chowdhury, A. K. M. A., and Huffman, S. L. 1980, Anthropometric assessment of energy-protein malnutrition and subsequent risk of mortality among pre-school aged children, *American Journal of Clinical Nutrition* 33: 1836 – 45.

Chernichovsky, D. 2000, The public – private mix in the modern health care system—Concepts, issues, and policy options revisited, NBER Working Paper No. 7881, Cambridge, Mass.: National Bureau of Economic Research.

Cipolla, C. M. 1974, *The economic history of world population*, 6th ed., Harmondsworth, Middlesex: Penguin Books.

Cipolla, C. M. 1980, *Before the industrial revolution: European society and economy, 1000 – 1700*, 2d ed., New York: W. W. Norton.

Clark, J. G. D. 1961, *World prehistory: An outline*, Cambridge: Cambridge University Press.

Coale, A. J. and Demeny, P. 1966. *Regional model life tables and stable populations*, Princeton, N. J.: Princeton University Press.

Colquhoun, P. 1814, *Treatise on the wealth, power, and resources of the British Empire*, London: Joseph Mawmay.

Costa, D. L. 1993a, Height, wealth, and disease among the native-born in the rural, antebellum North, *Social Science History* 17: 355 – 83.

Costa, D. L. 1993b, Height, weight, wartime stress, and older age mortality: Evidence from the Union Army records, *Explorations in Economic History* 30: 424 – 49.

Costa, D. L. 1996, Health and labor force participation of older men, 1900 – 1991, *Journal of Economic History* 56: 62 – 89.

Costa, D. L. 1998, *The evolution of retirement: An American economic history*, Chicago: University of Chicago Press.

Costa, D. L. Forthcoming, The measure of man and older age mortality: Evidence from the Gould Sample, *Journal of Economic History*.

Costa, D. L. and Steckel, R. H. 1997, Long-term trends in health, welfare, and economic growth in the United States, in *Health and welfare during industrialization*, Steckel, R. H. and Floud, R. (eds.), pp. 47 – 89, Chicago: University of Chicago Press.

Cox, W. M. and Alm, R. 1998, Time well spent: The declining real cost of living in the United States, in *1997 Annual report*, pp. 2 – 25, Dallas: Federal Reserve Bank of Dallas.

Creswell, J. L., Egger, P., Fall, C. H. D., Osmond, C., Fraser, R. B., and Barker, D. J. P. 1997, Is the age of menopause determined in utero? *Early Human Development* 49: 143 – 48.

Cutler, D. M. and Meara, E. 1998. The medical costs of the young and old: A forty-year perspective, in *Frontiers in the economics of aging*, Wise, D. A. (ed.), pp. 215 – 42, Chicago: University of Chicago Press.

Dasgupta, P. 1993, *Inquiry into well-being and destitu-*

*tion*, Oxford: Clarendon Press.

Davey Smith, G., Hart, C., Upton, M., Hole, D., Gillis, C., Watt, G., and Hawthorne, V. 2000, Height and risk of death among men and women: Aetiological implications of associations with cardio-respiratory disease and cancer mortality, *Journal of Epidemiology and Community Health* 54: 97 – 103.

David, P. A. and Solar, P. 1977, A bicentenary contribution to the history of the cost of living in America, *Research in Economic History* 2: 1 – 80.

Davidson, C. 1982, *A woman's work is never done: A history of house-work in the British Isles*, *1650 – 1950*, London: Chatto and Windus.

Derry, T. K. and Williams, T. I. 1960, *A short history of technology*, London: Oxford University Press.

Doblhammer, G. and Vaupel, J. W. 2001, Life span depends on month of birth, *Science* 98: 2934 – 39.

Douglass, R. L. and Torres, R. E. 1994, Evaluation of a managed care program for the non-Medicaid urban poor, *Journal of Health Care for the Poor and Underserved* 5: 83 – 98.

Drukker, J. W. 1994, The tradition of anthropometric

history in the Netherlands, Paper presented at the National Bureau of Economic Research, Cambridge, Mass., 11 - 12 July.

Drukker, J. W. and Tassenaar, V. 1997, Paradoxes of modernization and material wellbeing in the Netherlands during the 19th century, in *Health and welfare during industrialization*, Steckel, R. H. and Floud, R. (eds.), pp. 331 - 77, Chicago: University of Chicago Press.

Dublin, L. I. 1928, *Health and wealth: A survey of the economics of world health*, New York and London: Harper and Brothers.

Dublin, L. I. and Lotka, A. J. 1936, *Length of life: A study of the life table*, New York: Ronald Press.

Dublin, L. I., Lotka, A. J., and Spiegelman, M. 1949, *Length of life: A study of the life table*, rev. ed., New York: Ronald Press.

Duggan, M. 2000, Hospital ownership and public medical spending, *Quarterly Journal of Economics* 115: 1343 - 73.

Dupâquier, J. 1989, Demographic crises and subsistence crises in France, 1650 - 1725, in *Famine, disease and the social order in early modern society*, Walter, J. and Schofield, R. (eds.), pp. 189 – 99, Cambridge: Cambridge University Press.

Easterlin, R. A. 1975, Farm production and income in old and new areas at mid-century, in *Essays in nineteenth century economic history: The old Northwest*, Kingaman, D. C. and Vedder, R. K. (eds.), pp. 77 – 117, Athens: Ohio University Press.

Eckstein, Z., Schultz, T. P., and Wolpin, K. I. 1985, Short-run fluctuations in fertility and mortality in pre-industrial Sweden, *European Economic Review* 26: 297 – 317.

Ecob, R. and Davey Smith, G. 1999, Income and health: What is the nature of the relationship? *Social Science and Medicine* 48: 693 – 705.

*Economic report of the President transmitted to the Congress*, 2002, Washington, D. C.: U. S. Government Printing Office.

*Economist*, 2003, A voyage of discovery: Biotechnology may yet renew the pharmaceutical industry (in survey section: Climbing the helical staircase: A survey of biotechnology), 366, no. 8317: 7 – 9.

Edmondson, B. 1996, Who needs two cars? *American Demographics* 18, no. 12: 14 – 15.

Elo, I. T. and Preston, S. H. 1992, Effects of early-life conditions on adult mortality: A review, *Population Index* 58: 186 – 212.

Eveleth, P. B. and Tanner, J. M. 1976, *Worldwide variation in human growth*, Cambridge: Cambridge University Press.

Eveleth, P. B. and Tanner, J. M. 1990, *Worldwide variation in human growth*, 2d ed., Cambridge: Cambridge University Press.

Fagan, B. M. 1977, *People of the earth*, 2d ed., Boston: Little, Brown. FAO 1996, *Sixth world food survey*, Rome: FAO.

FAO/WHO/UNU 1985, *Energy and protein requirements. Report of a joint FAO/WHO/UNU expert committee*, WHO Technical Report Series 724, Geneva: World Health Organization.

Federal Interagency Forum on Aging-Related Statistics 2000, *Older Americans 2000: Key indicators of well-being*, Washington, D. C.: U. S. Government

Printing Office.

Feinstein, C. H. 1988, The rise and fall of the Williamson Curve, *Journal of Economic History* 48: 699 – 729.

Flinn, M. W. 1970, *British population growth, 1700 – 1850*, London: Macmillan.

Flinn, M. W. 1974, The stabilization of mortality in pre-industrial Western Europe, *Journal of European Economic History* 3: 285 – 318.

Flinn, M. W. 1981, *The European demographic system, 1500 – 1820*, Baltimore: Johns Hopkins University Press.

Floud, R. 1984a, The heights of Europeans since 1750: A new source for European economic history, NBER Working Paper No. 1318, Cambridge, Mass.: National Bureau of Economic Research.

Floud, R. 1984b, Measuring the transformation of European economies: Income, health and welfare, Mimeograph, Birkbeck College.

Floud, R. 1998, Height, weight and body mass of the British population since 1820. NBER Historical Paper 108.

Floud, R., Wachter, K. W., and Gregory, A. 1990, *Height, health, and history: Nutritional status in the United Kingdom, 1750 - 1980*, Cambridge: Cambridge University Press.

Fogel, R. W. 1986, Nutrition and the decline in mortality since 1700: Some preliminary findings, in *Long-term factors in American economic growth*, Engerman, S. L. and Gallman, R. E. (eds.), pp. 439 - 55, Chicago: University of Chicago Press.

Fogel, R. W. 1987, Biomedical approaches to the estimation and interpretation of secular trends in equity, morbidity, mortality, and labor productivity in Europe, 1750 - 1980, Typescript, Center for Population Economics, University of Chicago.

Fogel, R. W. 1989, *Without consent or contract*, vol. 1, New York: W. W. Norton.

Fogel, R. W. 1992, Second thoughts on the European escape from hunger: Famines, chronic malnutrition, and mortality rates, in Osmani (ed.), pp. 243 - 86.

Fogel, R. W. 1993, New sources and new techniques for the study of secular trends in nutritional status, health, mortality and the process of aging,

*Historical Methods* 26: 5 - 43.

Fogel, R. W. 1994, Economic growth, population theory, and physiology: The bearing of long-term processes on the making of economic policy, *American Economic Review* 84: 369 - 95.

Fogel, R. W. 1997, New findings on secular trends in nutrition and mortality: Some implications for population theory, in *Handbook of population and family economics*, vol. 1A, Rosenzweig, M. R. and Stark, O. (eds.), pp. 435 - 86, Amsterdam: Elsevier.

Fogel, R. W. 1999, Aspects of economic growth: A comparison of the U. S. and China, presented at the International Conference on Labor Markets and Unemployment Policy in Transitional China, 3 - 4 July 1999, Chengdu, Sichuan, China.

Fogel, R. W. 2000, *The fourth great awakening and the future of egalitarianism*, Chicago: University of Chicago Press.

Fogel, R. W. 2003, Changes in the process of aging during the twentieth century: Findings and procedures of the *Early Indicators* Project, NBER Working Paper No. 9941.

Fogel, R. W., Costa, D. L., and Kim, J. M. 1993, Secular trends in the distribution of chronic conditions and disabilities at young adult and late ages, 1860 – 1988: Some preliminary findings, Paper presented at the NBER Summer Institute, Economics of Aging Program, Cambridge, Mass.

Fogel, R. W. and Engerman, S. L. 1971, The economics of slavery, in *The reinterpretation of American economic history*, Fogel, R. W. and Engerman, S. L. (eds.), pp. 311 – 41, New York: Harper & Row.

Fogel, R. W., Floud, R., and Harris, B. (n. d.), A treatise on technophysio evolution and consumption. In progress.

Forsén, T., Ericksson, J. G., Tuomilehto, J., Teramo, K., Osmond, C., and Barker, D. J. 1997, Mother's weight in pregnancy and coronary heart disease in a cohort of Finnish men: Follow-up study, *British Medical Journal* 315: 837 – 40.

Fraker, P. J., Gershwin, M. E., Good, R. A., and Prasad, A. 1986, Interrelationships between zinc and immune function, *Federation Proceedings* 45: 1474 – 79.

Frankel, S., Elmwood, P., Sweetnam, P., Yarnell, J., and Davey Smith, G. 1996, Birthweight, body-mass index in middle age, and incident coronary heart disease, *Lancet* 348: 1478 – 80.

Freeman, H. E., Aiken, L. H., Blendon, R. J., and Corey, C. R. 1990, Uninsured working-age adults: Characteristics and consequences, *Health Services Research* 24: 811 – 23.

Freeman, H. E. and Corey, C. R. 1993, Insurance status and access to health services among poor persons, *Health Services Research* 28: 531 – 41.

Fridlizius, G. 1979, Sweden, in *European demography and economic growth*, Lee, W. R. (ed.), pp. 340 – 405, London: Croom Helm.

Fridlizius, G. 1984, The mortality decline in the first phase of the demographic transition: Swedish experiences, in *Pre-industrial population change*, Bengtsson, T., Fridlizius, G., and Ohlsson, R. (eds.), pp. 71 – 117, Stockholm: Almquist and Wiksell.

Friedman, G. C. 1982, The heights of slaves in Trinidad, *Social Science History* 6: 482 – 515.

Fries, J. F. 1980, Ageing, natural death, and the compression of morbidity, *New England Journal of Medicine* 303: 130 – 36.

Fries, J. F. 1990, The sunny side of aging, *JAMA: Journal of the American Medical Association* 263: 2354 – 55.

Fronstin, P. 2000, The working uninsured: Who they are, how they have changed, and the consequences of being uninsured—with presidential candidate proposal outlines, *EBRI Issue Brief* 224: 1 – 23.

Gallman, R. E. 1972, The pace and pattern of American economic growth, in *American economic growth: An economist's history of the United States*, Davis, L. E., Easterlin, R. A., and Parker, W. N. (eds.), pp. 15 – 60, New York: Harper & Row.

Gallman, R. E. and Wallis, J. J. (eds.) 1992, *American economic growth and standards of living before the Civil War*, Chicago: University of Chicago Press.

Galloway, P. R. 1986, Differentials in demographic responses to annual price variations in pre-revolutionary France: A comparison of rich and poor areas in Rouen, 1681 – 1787, *European Journal of*

*Population* 2: 269 – 305.

Garrow, J. S., James, W. P. T., and Ralph, A. 2000, *Human nutrition and dietetics*, 10th ed., Edinburgh: Churchill Livingstone.

Gille, H. 1949, The demographic history of northern European countries in the eighteenth century, *Population Studies* 3: 3 – 70.

Goldin, C. 1990, *Understanding the gender gap: An economic history of American women*, New York: Oxford University Press.

Goubert, P. 1965, Recent theories and research in French population between 1500 and 1700, in *Population in history: Essays in historical demography*, Glass, D. V. and Eversley, D. E. C. (eds.), pp. 457 – 73, Chicago: Aldine.

Goubert, P. 1984, Public hygiene and mortality decline in France in the 19th century, in *Pre-industrial population change*, Bengtsson, T., Fridlizius, G., and Ohlsson, R. (eds.), pp. 151 – 59, Stockholm: Almquist and Wiksell.

Gould, B. A. 1869, *Investigations in the military and anthropological statistics of American soldiers*,

New York: Hurd and Houghton.

Graham, E. and Crossen, C. 1996, The overloaded American: Too many things to do, too little time to do them, *Wall Street Journal*, March 8: R1.

Grantham, G. W. 1993, Divisions of labour: Agricultural productivity and occupational specialization in pre-industrial France, *Economic History Review* 46: 478 – 502.

Haines, M. R. 1979, The use of model life tables to estimate mortality for the United States in the late nineteenth century, *Demography* 16: 289 – 312.

Hannon, J. U. 1984a, The generosity of antebellum poor relief, *Journal of Economic History* 44: 810 – 21.

Hannon, J. U. 1984b, Poverty in the antebellum north east: The view from New York State's poor relief rolls, *Journal of Economic History* 44: 1007 – 32.

Hannon, J. U. 1985, Poor relief policy in antebellum New York State: The rise and decline of the poorhouse, *Explorations in Economic History* 22: 233 – 56.

Harris, B. 2002, Public health, nutrition and the decline of mortality: The McKeown thesis revisited, Prepared for the conference Thomas McKeown: His Life and Work, held by the Centre for the History of

Medicine, School of Medicine, University of Birmingham, and held at the Postgraduate Medical Centre, Queen Elizabeth Hospital, Birmingham, 21 September 2002.

Hattersley, L. 1999, Trends in life expectancy by social class—an update, *Health Statistics Quarterly* 02: 16 – 24.

Helleiner, K. F. 1967, The population of Europe from the Black Death to the eve of vital revolution, in *The Cambridge economic history of Europe*, vol. 4, *The economy of expanding Europe in the sixteenth and seventeenth centuries*, Rich, E. E. and Wilson, C. H. (eds.), pp. 1 – 95, Cambridge: Cambridge University Press.

Helmchen, L. 2003, Changes in the age at onset of chronic disease among elderly Americans, 1870 – 2000, Typescript, Center for Population Economics, University of Chicago.

Henry, J. A., Bolla, M., Osmond, C., Fall, C., Barker, D. J. P., and Humphries, S. E. 1997, The effects of genotype and infant weight on adult plasma levels of fibrinogen, factor VII, and LDL cholesterol are additive, *Journal of Medical Genetics* 34: 553 – 58.

Henry, L. 1965, The population in France in the eighteenth century, in *Population in history: Essays in historical demography*, Glass, D. V. and Eversley, D. E. C. (eds.), pp. 434 – 56, Chicago: Aldine.

Higgs, R. 1973, Mortality in rural America, 1870 – 1920: Estimates and conjectures, *Explorations in Economic History* 10: 177 – 95.

Higgs, R. 1979, Cycles and trends of mortality in eighteen large American cities, 1871 – 1900, *Explorations in Economic History* 16: 381 – 408.

Himmelfarb, G. 1983, *The idea of poverty: England in the early industrial age*, New York: Random House.

Hochschild, A. R. 1997, *The time bind: When work becomes home and home becomes work*, New York: Basic Books.

Holderness, B. A. 1989, Prices, productivity, and output, in *The agrarian history of England and Wales*, vol. 6, 1750 – 1850, Mingay, G. E. (ed.), pp. 84 – 189, Cambridge: Cambridge University

Press.

Hollingsworth, T. H. 1977, Mortality in the British peerage families since 1600, *Population* 32 (Numéro special): 323 - 52.

Hoskins, W. G. 1964, Harvest fluctuations and English economic history, 1480 - 1619, *Agricultural History Review* 12: 28 - 46.

Hoskins, W. G. 1968, Harvest fluctuations and English economic history, 1620 - 1759, *Agricultural History Review* 16: 15 - 31.

Hurst, J. 2000, Challenges for health systems in member countries of the Organisation for Economic Cooperation and Development, *Bulletin of the World Health Organization* 78: 751 - 60.

Hytten, F. E. and Leitch, I. 1971, *The physiology of human pregnancy*, 2d ed., Oxford: Blackwell Scientific.

INED. 1977, Sixième rapport sur la situation démographique de la France, *Population* 32: 253 - 338.

Iyer, S. N. 1993, Pension reform in developing countries, *International Labour Review* 132: 187 - 207.

Jacobzone, S. 2002. Healthy ageing and the challenges of

new technologies: Can OECD social and health-care systems provide for the future? in *Biotechnology and healthy ageing: Policy implications of new research* (Proceedings of the OECD Workshop on Healthy Ageing and Biotechnology, 13 – 14 November 2000, Tokyo, Japan), pp. 37 – 53, Paris: OECD.

Jencks, C. 1994, *The homeless*, Cambridge, Mass.: Harvard University Press.

Kanjanapipatkul, T. 2001, The effect of month of birth on life span of Union Army Veterans, Typescript, Center for Population Economics, University of Chicago.

Karpinos, B. D. 1958, Height and weight of selective service registrants processed for military service during World War Ⅱ, *Human Biology* 30: 292 – 321.

Kelley, A. C. and Williamson, J. G. 1983, What drives Third World city growth? Paper presented at the International Conference on the Economic Consequences of Population Change in Industrialized Countries, University of Paderborn, Paderborn, West Germany, 31 May – 4 June 1983.

Keyfitz, N. and Flieger, W. 1968, *World population: An analysis of vital data*, Chicago: University of Chicago Press.

Keyfitz, N. and Flieger, W. 1990, *World population growth and aging: Demographic trends in the late twentieth century*, Chicago: University of Chicago Press.

Kielmann, A. A., DeSweemer, C., Chernichovsky, D., Uberoi, I. S., Masih, N., Taylor, C. E., Parker, R. L., Reinke, W. A., Kakar, N., and Sarma, R. S. S. 1983, *Child and maternal health in India: The Narangwal experiment*, Baltimore: Johns Hopkins University Press.

Kiil, V. 1939, *Stature and growth of Norwegian men during the past two hundred years*, Oslo: I Kommisjon hos. J. Dybwad.

Kim, J. M. 1993, Waaler surfaces: A new perspective on height, weight, morbidity, and mortality, Typescript, Center for Population Economics, University of Chicago.

Kim, J. M. 1995, The health of the elderly, 1990 - 2035: An alternative forecasting approach based on changes in human physiology, with implications for health care costs and policy, Typescript, Center for Population Economics, University of Chicago.

Kim, J. M. 1996, The economics of nutrition, body build, and health: Waaler surfaces and physical human capital, Ph. D. dissertation, University of Chicago.

Kiple, K. F. (ed.) 1993, *The Cambridge world history of human disease*, Cambridge: Cambridge University Press.

Komlos, J. 1989, Nutrition and economic development in the eighteenth-century Habsburg monarchy: An anthropometric history, Princeton, N. J.: Princeton University Press.

Kotlikoff, L. J. 1996, Privatizing Social Security: How it works and why it matters, in *Tax policy and the economy*, vol. 10, Poterba, J. (ed.), pp. 1 - 32, Cambridge, Mass.: MIT Press.

Koupilová, I., Leon, D. A., and Vågerö, D. 1997, Can confounding by sociodemographic and behavioural factors explain the association between size at birth and blood pressure at age 50 in Sweden? *Journal of*

*Epidemiology and Community Health* 51: 14 - 18.

Kuh, D. and Davey Smith, G. 1993, When is mortality risk determined? Historical insights into a current debate, *Social History of Medicine* 6: 101 - 23.

Kunitz, S. J. 1983, Speculation on the European mortality decline, *Economic History Review* 36: 349 - 64.

Kunitz, S. J. 1986, Mortality since Malthus, in *The state of population theory: Forward from Malthus*, Coleman, D. and Schofield, R. (eds.), pp. 279 - 302, Oxford: Blackwell.

Kuznets, S. 1952, Long-term changes in the national income of the United States of America since 1870, in *Income and wealth of the United States: Trends and structure*, Kuznets, S. (ed.), pp. 29 - 241, Baltimore: Johns Hopkins University Press.

Kuznets, S. 1971, *Economic growth of nations: Total output and production structure*, Chicago: University of Chicago Press.

Landes, D. S. 1969, *The unbound Prometheus: Technological change and industrial development from 1750 to the present*, Cambridge: Cambridge University Press.

Landes, D. S. 1998, *The wealth and poverty of nations: Why some are so rich and some so poor*, New York: W. W. Norton.

Langer, W. L. 1975, American foods and Europe's population growth 1750 – 1850, *Journal of Social History* 8: 51 – 66.

Laslett, P. [1965] 1984, *The world we have lost: England before the industrial age*, 3d ed., New York: Charles Scribner's Sons.

Laslett, P. 1991, *A fresh map of life*, Cambridge, Mass.: Harvard University Press.

Law, C. M. and Shiell, A. W. 1996, Is blood pressure inversely related to birth weight? The strength of evidence from a systematic review of the literature, *Journal of Hypertension* 14: 935 – 41.

Lebrun, F. 1971, *Les hommes et la mort en Anjou aux 17e et 18e sièclès*, Paris: Mouton Publishers.

Lee, C. 1995, Secular trends in LFPR of older males, 1890 – 1930, Typescript, Center for Population Economics, University of Chicago.

Lee, C. 1996, Essays on retirement and wealth accumulation in the United States, 1850 – 1990, Ph. D. dissertation, University of Chicago.

Lee, C. 2000. Appendix 5E, The relation of the growth in income inequality to the organization of work and the structure of consumption, in Fogel, R., *The fourth great awakening and the future of egalitarianism*, pp. 272 – 83, Chicago: University of Chicago Press.

Lee, R. 1981, Short-term variation: Vital rates, prices and weather, in Wrigley and Schofield, pp. 356 – 401, Oxford: Blackwell.

Lee, W. R. 1980, The mechanism of mortality change in Germany, 1750 – 1850, *Medizinhistorisches Journal* 15: 244 – 68.

Lee, W. R. 1984, Mortality levels and agrarian reforms in early 19th century Prussia: Some regional evidence, in *Pre-industrial population change*, Bengtsson, T., Fridlizius, G., and Ohlsson, R. (eds.), pp. 161 – 90, Stockholm: Almquist and Wiksell.

Lenk, H. 1994, Value changes and the achieving society: A social-philosophical perspective, in

*OECD societies in transition: The future of work and leisure*, pp. 81 – 94, Paris: OECD.

Leon, D. A., Lithell, H. O., Vågerö, D., Koupilová, I., Mohsen, R., Berglund, L., Lithell, U. -B., and McKeigue, P. M. 1998, Reduced fetal growth rate and increased risk of death from ischaemic heart disease: Cohort study of 15,000 Swedish men and women born 1915 – 29, *British Medical Journal* 317: 241 – 45.

Linder, F. E. and Grove, R. D. 1947, *Vital statistics rates in the United States 1900 – 1940*, Washington, D. C.: U. S. Government Printing Office.

Lindert, P. H. 1986, Comment, in *Long-term factors in American economic growth*, Engerman, S. L. and Gallman, R. E. (eds.), pp. 527 – 37, Chicago: University of Chicago Press.

Lindert, P. H. and Williamson, J. G. 1982, Revising England's social tables: 1688 – 1812, *Explorations in Economic History* 19: 385 – 408.

Lindert, P. H. and Williamson, J. G. 1983, English workers' living standards during the industrial revolution: A new look, *Economic History Review* 36:

1 - 25.

Liu, Y., Hsaio, W. C., and Eggleston, K. 1999, Equity in health and health care: The Chinese experience, *Social Science and Medicine* 49: 1349 - 56.

Livi-Bacci, M. 1983, The nutrition-mortality link in past times: A comment, *Journal of Interdisciplinary History* 14: 293 - 98.

Livi-Bacci, M. 1991, *Population and nutrition: An essay on European demographic history*, New York: Cambridge University Press.

Lyall, S. 1999, Britain's prescription for health care: Take a seat, *New York Times*, 18 April, sec. 1, p. 3.

Maddison, A. 1991, *Dynamic forces in capitalist development*, Oxford: Oxford University Press.

Maddison, A. 1995, *Monitoring the world economy*, 1820 - 1992. Paris: OECD.

Maddison, A. 2001, *The world economy: A millennial perspective*. Paris: OECD.

Malmström, M., Sundquist, J., and Johansson, S. -E. 1999, Neighborhood environment and self-reported health status: A multi-level analysis, *American*

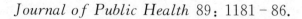

*Journal of Public Health* 89: 1181 – 86.

Manton, K. G. 1993, Biomedical research and changing concepts of disease and aging: Implications for long-term forecasts for elderly populations, in *Forecasting the health of elderly populations*, Manton, K. G., Singer, B. H., and Suzman, R. M. (eds.), pp. 319 – 65, New York: Springer-Verlag.

Manton, K. G., Corder, L., and Stallard, E. 1997, Chronic disability trends in elderly United States populations: 1982 – 1994, *Proceedings of the National Academy of Sciences*, USA 96: 2593 – 98.

Manton, K. G. and Gu, X. 2001, Changes in the prevalence of chronic disability in the United States black and nonblack population above age 65 from 1982 to 1999, *Proceedings of the National Academy of Sciences*, USA 98: 6354 – 59.

Manton, K. G., Stallard, E., and Corder, L. 1997, Changes in the age dependence of mortality and disability: Cohort and other determinants, *Demography* 34: 135 – 57.

Marks, J. 1995, Time out, *U. S. News and World Report* 11 Dec.: 85 – 96.

Martorell, R. 1985, Child growth retardation: A discussion of its causes and its relationship to health, in *Nutritional adaptation in man*, Blaxter, K. and Waterlow, J. C. (eds.), pp. 13 - 30, London: John Libbey.

May, J. M. 1958, *The ecology of human disease*, New York: MD Publishing.

Mayr, E. 1982, *The growth of biological thought: Diversity, evolution, and inheritance*, Cambridge, Mass.: Belknap Press.

McCutcheon, B. J. 1992, An exploration into the courses of the growth of per capita income in the North, 1840 - 1860, in *Without consent or contract*, vol. 2, *Evidence and methods*, Fogel, R. W., Galantine, R. A., and Manning, R. L. (eds.), pp. 485 - 96, New York: W. W. Norton.

McKeown, T. 1976, *The modern rise of population*, New York: Academic Press.

McKeown, T. 1978, Fertility, mortality and cause of death: An examination of issues related to the modern rise of population, *Population Studies* 32: 535 - 42.

McKeown, T. 1979, *The role of medicine: Dream, mi-*

*rage, or nemesis*? Princeton, N. J.: Princeton University Press.

McNeill, W. 1971, *A world history*, 2d ed., New York: Oxford University Press.

Meeker, E. 1972, The improving of health of the United States, 1850 – 1915, *Explorations in Economic History* 9: 353 – 73.

Meinhold, H., Campos-Barros, A., Walzog, B., Köhler, R., Müller, F., and Behne, D. 1993, Effects of selenium and iodine deficiency on type Ⅰ, type Ⅱ and type Ⅲ iodothyronine deiodinases and circulating thyroid hormones in the rat, *Experimental and Clinical Endocrinology* 101 (2): 87 – 93.

Meuvret, J. 1946, Les crises de subsistances et la demographie de la France d'ancien régime, *Population* 1: 643 – 50.

Meuvret, J. 1965, Demographic crisis in France from the sixteenth to the eighteenth century, in *Population in history: Essays in historical demography*, Glass, D. V. and Eversley, D. E. C. (eds.), pp. 507 – 22, Chicago: Aldine.

Michelozzi, P., Perucci, C. A., Forastiere, F., Fusco,

D., Ancona, C., and Dell'Orca, V. 1999, Inequality in health: Socioeconomic differentials in mortality in Rome, 1990 – 95, *Journal of Epidemiology and Community Health* 53: 687 – 93.

Mitchison, R. 1977, *British population change since 1860*, New York: Macmillan.

Moffit, R. 1968 – 92, Current population surveys: March individual level extract, 1968 – 1992, Inter-University Consortium for Political and Social Research #6171.

Murray, C. J. L. and Lopez, A. D. (eds.) 1996, *The global burden of disease: A comprehensive assessment of mortality and disability from diseases, injuries, and risk factors in 1990 and projected to 2020*, Cambridge: Harvard School of Public Health for The World Health Organization and The World Bank.

New York City Department of Health 1871, *First annual report of the Board of Health of the Health Department of the City of New York, April 11, 1870, to April 10, 1871*, New York: New York Printing Co., 1871.

New York State Board of Health 1867, *Annual report*, Albany, N. Y.: Van Benthuysen.

Newhouse, J. P. 2001, Medicare policy in the 1990s, NBER Working Paper No. 8531.

Oddy, D. J. 1990, Food, drink and nutrition, in *The Cambridge social history of Britain 1750 - 1950*, vol. 2, *People and their environment*, Thompson, F. M. L. (ed.), pp. 251 - 78, New York: Cambridge University Press.

Oeppen, J. and Vaupel, J. W. 2002, Broken limits to life expectancy, *Science* 296: 1029 - 31.

Oeppen, J. and Vaupel, J. W. 2002 suppl., Broken limits to life expectancy, supplementary material. Available on the Internet at http://www. sciencemag. org/cgi/content/full/296/5570/1029/DC1 (last accessed 29 July 2003).

Organization for Economic Cooperation and Development 2001, *Society at a glance: OECD social indicators*, 2001 ed., Paris: OECD.

Orr, J. B. 1936. *Food, health and income. Report on a survey of adequacy of diet in relation to income.* London: Macmillan.

Osmani, S. R. 1992a, On some controversies in the measurement of undernutrition, in Osmani (ed.), pp. 121 – 64.

Osmani, S. R. (ed.) 1992b, *Nutrition and poverty*, Oxford: Oxford University Press.

Paneth, N. and Susser, M. 1995, Early origin of coronary heart disease (the 'Barker Hypothesis'), *British Medical Journal* 310: 411 – 12.

Pappas, G., Queen, S., Hadden, W., and Fisher, G. 1993, The increasing disparity in mortality between socioeconomic groups in the United States, 1960 and 1986, *New England Journal of Medicine* 329: 103 – 9.

Peak, M. H. 1996, Face-time follies, *Management Review* 85: 1.

Perkin, H. J. 1990, *The rise of professional society: England since 1880*, London and New York: Routledge.

Perrenoud, A. 1984, Mortality decline in its secular setting, in *Preindustrial population change*, Bengtsson, T., Fridlizius, G., and Ohlsson, R. (eds.), pp. 41 – 69, Stockholm: Almquist and Wiksell.

Perry, C. W. and Rosen, H. S. 2001, Insurance and the

utilization of medical services among the self-employed, NBER Working Paper No. 8490, Cambridge, Mass.: National Bureau of Economic Research.

Perry, I. J., Beevers, D. G., Whincup, P. H., and Bareford, D. 1995, Predictors of ratio of placental weight to fetal weight in multiethnic community, *British Medical Journal* 310: 436 – 39.

Phelps Brown, H. 1988, *Egalitarianism and the generation of inequality*, New York: Oxford University Press.

Piggott, S. 1965, *Ancient Europe from the beginnings of agriculture to classical antiquity*, Chicago: Aldine.

Pollard, S. 1981, Sheffield and sweet Auburn – amenities and living standards in the British industrial revolution, *Journal of Economic History* 41: 902 – 4.

Poortvliet, W. G. and Laine, T. P. 1995, A global trend: Privatization and reform of social security pension plans, *Benefits Quarterly* 11: 63 – 84.

Preston, S. H. 1975, The changing relation between mortality and level of economic development, *Population Studies* 29: 231 – 48.

Preston, S. H. 1985, Resources, knowledge, and child mortality: A comparison of the U. S. in the late nineteenth century and developing countries today, in *International Population Conference*, *Florence*, *5 - 12 June*, vol. 2, pp. 373 - 86, Liége, Belgium: International Union for the Scientific Study of Population.

Preston, S. H., Keyfitz, N., and Schoen, R. 1972, *Causes of death : Life tables for national populations*, New York: Seminar Press.

Preston, S. H. and van de Walle, E. 1978, Urban French mortality in the nineteenth century, *Population Studies* 32: 275 - 97.

Quenouille, M. H., Boyne, A. W., Fisher, W. B., and Leitch, I. 1951, Statistical studies of recorded energy expenditure in man, Technical Communication no. 17, Aberdeenshire, Scotland: Commonwealth Bureau of Animal Nutrition.

Raper, N. R., Zizza, C., and Rourke, J. 1992, *Nutritional content of the U.S. food supply, 1909 - 1988*, U. S. Department of Agriculture Home Economics Research Report no. 50, Washington, D. C.:

U. S. Department of Agriculture.

Ravelli, A. C. J., van der Meulen, J. H. P., Michels, R. P. J., Osmond, C., Barker, D. J. P., Hales, C. N., and Bleker, O. P. 1998, Glucose tolerance in adults after prenatal exposure to famine, *Lancet* 351: 173 – 77.

Razzell, P. E. 1973, An interpretation of the modern rise of population in Europe—A critique, *Population Studies* 28: 5 – 170.

Rebaudo, D. 1979, Le mouvement annuel de la population française rurale de 1670 à 1740, *Population* 34: 589 – 606.

Richards, R. J. 1992, Evolution, in *Keywords in evolutionary biology*, Keller, E. F. and Lloyd, E. A. (eds.), pp. 95 – 105, Cambridge, Mass.: Harvard University Press.

Richards, T. 1984, Weather, nutrition and the economy: The analysis of short run fluctuations in births, deaths and marriages, France 1740 – 1909, in *Pre-industrial population change*, Bengtsson, T., Fridlizius, G., and Ohlsson, R. (eds.), pp. 357 – 89, Stockholm: Almquist and Wiksell International.

Rifkin, J. 1995, *The end of work: The decline of the*

*global labor force and the dawn of the post-market era*, New York: G. P. Putnam's Sons.

Robinson, J. P. 1988, Who's doing the housework? *American Demographics* 10, no. 12: 24 – 28, 63.

Robinson, J. P. and Godbey, G. 1997, *Time for life: The surprising ways Americans use their time*, University Park: Pennsylvania State University Press.

Roede, M. J. and van Wieringen, J. C. 1985, Growth diagrams, 1980, *Tijdschrift voor Sociale Gezondheidszorg* 63 (suppl.): 62 – 68.

Rolland-Cachera, M. F., Cole, T. J., Sempe, M., Tichet, J., Rossignol, C., and Charraud, A. 1991, Body Mass Index variations: Centiles from birth to 87 years, *European Journal of Clinical Nutrition* 45: 13 – 21.

Rona, R. J., Swan, A. V., and Altman, D. G. 1978, Social factors and height of primary schoolchildren in England and Wales, *Journal of Epidemiology and Community Health* 32: 147 – 54.

Sandberg, L. G. and Steckel, R. H. 1987, Heights and economic history: The Swedish case, *Annals of*

*Human Biology* 14: 101 - 10.

Schmidt, I. M., Jorgensen, M. H., and Michaelsen, K. F. 1995, Height of conscripts in Europe: Is postneonatal mortality a predictor? *Annals of Human Biology* 22: 57 - 67.

Schoeller, D. A. 1990, How accurate is self-reported dietary energy intake? *Nutrition Reviews* 48: 373 - 79.

Schor, J. 1991, *The overworked American: The unexpected decline of leisure*, New York: Basic Books.

Schuller, A. 1999, Better oral health, more inequality, *Community Dental Health* 16: 154 - 59.

Scott, M. B. 1996, Work/life programs encompass broad range of benefit offerings, *Employee Benefit Plan Review* 51: 26 - 31.

Scrimshaw, N. S. 1997, More evidence that foetal nutrition contributes to chronic disease in later life, *British Medical Journal* 315: 825 - 26.

Scrimshaw, N. S. and Gordon, J. E. (eds.) 1968, *Malnutrition, learning and behavior*, Cambridge, Mass.: MIT Press.

Scrimshaw, N. S., Taylor, C. E., and Gordon, J. E. 1968, *Interactions of nutrition and infection*, Geneva: World Health Organization.

Sekhri, N. K. 2000, Managed care: The U. S. experience, *Bulletin of the World Health Organization* 78: 830 – 44.

Sen, A. 1981, *Poverty and famines: An essay on entitlement and deprivation*, Oxford: Clarendon Press.

Shah-Canning, D., Alpert, J. J., and Bauchner, H. 1996, Care-seeking patterns of inner-city families using an emergency room. A three-decade comparison, *Medical Care* 34: 1171 – 79.

Shammas, C. 1990, *The pre-industrial consumer in England and America*, Oxford: Clarendon Press.

Shaw, G. B. [1928] 1931, *The intelligent woman's guide to socialism and capitalism. The collected works of George Bernard Shaw*, vol. 20, Ayot St. Lawrence edition, New York: Wm. H. Wise.

Shellenbarger, S. 1997, New job hunters ask recruiters, 'is there a life after work?' *Wall Street Journal*, 29 Jan.: B1.

Singer, B. H. and Manton, K. G. 1998. The effects of health changes on projections of health service needs for the elderly population, *Proceedings of the Na-*

*tional Academy of Sciences*, USA 95: 15618 - 22.

Slicher van Bath, B. H. 1963, *The agrarian history of Western Europe A. D. 500 - 1850*, Ordish, O. (trans.), London: Edward Arnold.

Smillie, W. G. 1955, *Public health: Its promise for the future*, New York: Macmillan.

Smith, D. S. 1977, A homeostatic demographic regime: Patterns in West European family reconstitution studies, in *Population patterns in the past*, Lee, R. D. (ed.), pp. 19 - 51, New York: Academic Press.

Soltow, L. 1968, Long-run changes in British income inequality, *Economic History Review* 21: 17 - 29.

Sommer, A. and Lowenstein, M. S. 1975, Nutritional status and mortality: A prospective validation of the QUAC stick, *American Journal of Clinical Nutrition* 28: 287 - 92.

Srinivasan, T. N. 1992, Undernutrition: Concepts, measurement, and policy implications, in Osmani (ed.), pp. 97 - 120.

*Statistical yearbook of China 2001*, 2001, Beijing: China Statistical Publishing House.

Steckel, R. H. 1995, Stature and the standard of living,

*Journal of Economic Literature* 33: 1903 - 40.

Stein, C. E., Fall, C. H., Kumaran, K., Osmond, C., Cox, V., and Barker, D. J. 1996, Fetal growth and coronary heart disease in South India, *Lancet* 348: 1269 - 73.

Stein, C. E., Kumaran, K., Fall, C. H., Shaheen, S. O., Osmond, C., and Barker, D. J. 1997, Relation of fetal growth to adult lung function in South India, *Thorax* 52: 895 - 99.

Stolnitz, G. 1955, A century of international mortality trends: I , *Population Studies* 9: 24 - 55.

Stolnitz, G. 1956, A century of international mortality trends: II , *Population Studies* 10: 17 - 42.

Stuck, A. E., Walthert, J. M., Nikolaus, T., Bula, C. J., Hohmann, C., and Beck, J. C. 1999, Risk factors for functional status decline in community-living elderly people: A systematic literature review, *Social Science & Medicine* 48: 445 - 69.

Sukhatme, P. V. ( ed.) 1982, *Newer concepts in nutrition and their implications for policy*, Pune, India: Maharastra Association for the Cultivation of Science Research Institute.

Tanner, J. M. 1982, The potential of auxological data for monitoring economic and social well-being, *Social Science History* 6: 571 - 81.

Tanner, J. M. 1990, *Foetus into man: Physical growth from conception to maturity*, rev. ed., Cambridge, Mass.: Harvard University Press.

Tanner, J. M. 1993, Review of *fetal and infant origins of adult disease*, ed. D. J. P. Barker, *Annals of Human Biology* 20: 508 - 9.

Toutain, J. 1971, La consommation alimentaire en France de 1789 à 1964, *Economies et Sociétés, Cahiers de l'ISEA* 5: 1909 - 2049.

Trewartha, G. T. 1969, *A geography of populations: World patterns*, New York: John Wiley & Sons.

Tüchsen, F. and Endahl, L. A. 1999, Increasing inequality in ischaemic heart disease morbidity among employed men in Denmark, *International Journal of Epidemiology* 28: 640 - 44.

United Nations 1953, *The determinants and consequences of population trends*, New York: United Nations.

United Nations 1973, *Determinants and consequences of population trends: New summary of findings on interaction of demographic, economic and social factors*, New York: United Nations.

United Nations 1990, *Human development report 1990*, New York: Oxford University Press.

U. S. Bureau of the Census 1975, *Historical statistics of the United States, colonial times to 1970*, Washington, D. C.: U. S. Government Printing Office.

U. S. Bureau of the Census 1994, Current population survey: Annual demographic file, 1994 [Computer File], Washington, D. C.: U. S. Department of Commerce, Bureau of the Census [producer]; Ann Arbor, Mich.: Inter-university Consortium for Political and Social Research [distributor], 1995 (♯6461).

U. S. Bureau of the Census 1996, *Statistical abstract of the United States*, 116th ed., Washington, D. C.: U. S. Bureau of the Census.

U. S. Census Bureau 2000a, *Statistical abstract of the United States*, 120th ed., Washington, D. C.: U. S. Bureau of the Census.

U. S. Census Bureau 2000b, Table C, Projected life expectancy at birth by race and Hispanic origin, 1999 to 2100. Available on the Internet at http://www. census. gov/population/documentation/twps0038/tabC. txt (last accessed 29 July 2003).

U. S. Department of Labor, Bureau of Labor Statistics 1994, Consumer expenditure survey, 1994: Interview survey and detailed expediture files [Computer File], ICPSP Version, Washington, D. C.: U. S. Department of Labor, Bureau of Labor Statistics [producer], 1996; Ann Arbor, Mich.: Inter-university Consortium for Political and Social Research [distributor], 1997 (♯6710).

U. S. Department of Labor Statistics 1959, *How American buying habits change*, Washington, D. C.: U. S. Government Printing Office.

U. S. National Center for Health Statistics 1997, *Monthly Vital Statistics Report* 46, no. 1, suppl. (11 Sept.).

U. S. Public Health Service 1963, *Vital statistics of the United States 1960*, Washington, D. C.: U. S. Government Printing Office.

U. S. Social Security Administration 1997, *Annual report*, Washington, D. C.: U. S. Government Printing Office.

Usher, D. 1973, An imputation to the measure of economic growth for changes in life expectancy, in *The measurement of economic and social performance*, Moss, M. (ed.), pp. 193 – 226, New York: National Bureau of Economic Research (distributed by Columbia University Press).

Usher, D. 1980, *The measurement of economic growth*, New York: Columbia University Press.

Utterström, G. 1965, Two essays on population in eighteenth-century Scandinavia, in *Population in history: Essays in historical demography*, Glass, D. V. and Eversley, D. E. C. (eds.), pp. 523 – 48, Chicago: Aldine.

van Poppel, F. and van der Heijden, C. 1997, The effects of water supply on infant and childhood mortality: A review of historical evidence, *Health Transition Review: The Cultural, Social, and Behavioural Determinants of Health* 7: 113 – 48.

van Wieringen, J. C. 1986, Secular growth changes. In *Human growth: A comprehensive treatise*, vol. 3, *Methodology. Ecological, genetic, and nutritional effects on growth*, Falkner, F. and Tanner, J. M.

243

(eds.), 2d ed., pp. 307 - 71, New York: Plenum Press.

Veblen, T. [1899] 1934, *The theory of the leisure class: An economic study of institutions*, New York: Modern Library.

Von Meerton, M. A. 1989, Croissance économique en France et accroissement des français: Une analyse 'Villermetrique,' Typescript, Center voor Economische Studiën, Leuven.

Waaler, H. T. 1984, Height, weight and mortality: The Norwegian experience, *Acta Medica Scandinavica* suppl. 679: 1 - 51.

Wallihan, D. B., Stump, T. E., and Callahan, C. M. 1999, Accuracy of self-reported health service use and patterns of care among urban older adults, *Medical Care* 37: 662 - 70.

Warren, C. 2000, *Brush with death: A social history of lead poisoning*, Baltimore: Johns Hopkins University Press.

Waterlow, J. C., Tomkins, A. M., and Grantham-McGregor, S. M. 1992, *Protein energy malnutrition*, London: Edward Arnold.

Weir, D. R. 1982, Fertility transition in rural France, 1740 – 1829, Ph. D. dissertation, Stanford University.

Weir, D. R. 1989, Markets and mortality in France, 1600 – 1879, in *Famine, disease and the social order in early modern society*, Walter, J. and Schofield, R. (eds.), pp. 201 – 34, Cambridge: Cambridge University Press.

Weir, D. R. 1993, Parental consumption decisions and child health during the early French fertility decline, 1790 – 1914, *Journal of Economic History* 53: 259 – 74.

Williamson, J. G. 1976, American prices and urban inequality since 1820, *Journal of Economic History* 36: 303 – 33.

Williamson, J. G. 1981a, Urban disamenities, dark satanic mills, and the British standard of living debate, *Journal of Economic History* 41: 75 – 83.

Williamson, J. G. 1981b, Some myths die hard—urban disamenities one more time: A reply, *Journal of Economic History* 41: 905 – 7.

Williamson, J. G. 1982, Was the industrial revolution worth it? Disamenities and death in 19th century

British towns, *Explorations in Economic History* 19: 221 – 45.

Williamson, J. G. 1984, British mortality and the value of life, 1781 – 1931, *Population Studies* 38: 157 – 72.

Williamson, J. G. 1985, *Did British capitalism breed inequality?* Boston: Allen & Unwin.

Williamson, J. G. and Lindert, P. H. 1980, *American inequality: A microeconomic history*, New York: Academic Press.

Winter, J. M. 1982, The decline of mortality in Britain 1850 – 1980. In *Population and society in Britain 1850 – 1980*, Barker, T. and Drake, M. (eds.), pp. 100 – 20, New York: New York University Press.

World Bank 1990, *World development report 1990*, New York: Oxford University Press.

World Bank 1992, *World development report 1992*, New York: Oxford University Press.

World Bank 1993, *The East Asian miracle: Economic growth and public policy*, New York: Oxford University Press.

World Bank 1997, *World development report 1997: The*

*state in a changing world*, New York: Oxford University Press.

World Bank 2001, *World development report 2000/ 2001: Attacking poverty*, New York: Oxford University Press.

World Health Organization 2000, *The world health report 2000. Health systems: Improving performance*, Geneva: World Health Organization.

World Health Organization, Commission on Macroeconomics and Health 2001, *Macroeconomics and Health: Investing in Health for Economic Development*, Report of the Commission on Macroeconomics and Health, Geneva: World Health Organization.

World Health Organization, Regional Office for Europe 1997, Highlights on health in the United Kingdom (draft), European Communities and WHO, April 1997. Available on the Internet at http:// www. euro.who.int/document/e62043.pdf (last accessed 2 February 2003).

Wrigley, E. A. 1969, *Population and history*, London: Weidenfeldt and Nicolson.

Wrigley, E. A. 1987, Urban growth and agricultural change: England and the Continent in the early modern period, in *People, cities and wealth: The transformation of traditional society*, pp. 157 – 93, Oxford: Blackwell.

Wrigley, E. A. and Schofield, R. S. 1981, *The population history of England, 1541 – 1871: A reconstruction*, Oxford: Blackwell.

图书在版编目（CIP）数据

国民健康与社会繁荣：1700—2100 年的欧洲、美国和发展中国家/
（美）罗伯特-威廉-福格尔（Robert William Fogel）著；郭海儒，江鹏，满
舰远译. --北京：中国人民大学出版社，2020. 6
　　（诺贝尔经济学奖获得者丛书）
　　书名原文：The Escape from Hunger and Premature Death，1700-2100：
Europe，America，and the Third World
　　ISBN 978-7-300-28176-6

　　Ⅰ.①国… Ⅱ.①罗… ②郭… ③江… ④满… Ⅲ.①医疗保健事业-产
业发展-概况-世界-1700-2100 Ⅳ.①R199.1

中国版本图书馆 CIP 数据核字（2020）第 092569 号

"十三五"国家重点出版物出版规划项目
诺贝尔经济学奖获得者丛书
**国民健康与社会繁荣**
1700—2100 年的欧洲、美国和发展中国家
罗伯特·威廉·福格尔　著
郭海儒　江　鹏　满舰远　译
Guomin Jiankang yu Shehui Fanrong

| | | | | | |
|---|---|---|---|---|---|
| **出版发行** | 中国人民大学出版社 | | | | |
| **社　　址** | 北京中关村大街 31 号 | | **邮政编码** | 100080 | |
| **电　　话** | 010-62511242（总编室） | | 010-62511770（质管部） | | |
| | 010-82501766（邮购部） | | 010-62514148（门市部） | | |
| | 010-62515195（发行公司） | | 010-62515275（盗版举报） | | |
| **网　　址** | http：//www. crup. com. cn | | | | |
| **经　　销** | 新华书店 | | | | |
| **印　　刷** | 涿州市星河印刷有限公司 | | | | |
| **规　　格** | 160 mm×235 mm　16 开本 | | **版　　次** | 2020 年 6 月第 1 版 | |
| **印　　张** | 17　插页 2 | | **印　　次** | 2020 年 6 月第 1 次印刷 | |
| **字　　数** | 135 000 | | **定　　价** | 68.00 元 | |